For Basic and Advanced Understanding of Lymphoid Neoplasia

濾胞性リンパ腫と
マントル細胞リンパ腫

―リンパ球系腫瘍の基本と展開―

［編著］中峯 寛和・大野 仁嗣

クリニコ出版

目　次

序に代えて ……………………………………………… 中峯 寛和、大野 仁嗣

第1章　濾胞性リンパ腫

1. 歴史的事項 ………………………………………………………大野 仁嗣　13
2. 疫学、臨床病態、治療前評価（予後予測モデル）………………山口 素子　18
3. 治療開発の歴史 …………………………………………………山口 素子　21
4. 標準治療のエビデンス…………………………………………宮崎 香奈　24
5. 新規治療薬、治療開発動向 ……………………………………山口 素子　28
6. 病理 ………………………………………… 中村 直哉、中峯 寛和　31
7. 分子生物学の概要 ………………………………………………大野 仁嗣　38
8. 分子生物学の近年の進歩 ………………………………………　栁谷 稜　43

第2章　マントル細胞リンパ腫

1. 歴史的事項 ………………………………………………………中峯 寛和　49
2. 疫学、臨床病態、治療前評価（予後予測モデル）………………山口 素子　54
3. 治療開発の歴史（MCL）………………………………………山口 素子　57
4. 標準治療のエビデンス…………………………………………宮崎 香奈　59
5. 新規治療薬、治療開発動向 ……………………………………山口 素子　63
6. 病理 ………………………………………………………………中峯 寛和　65
7. 分子生物学の概要 ………………………………………………大野 仁嗣　71
8. 分子生物学最先端 ………………………………………………　幸谷 愛　76

執筆者一覧

中峯寛和　日本バプテスト病院 臨床検査科・中央検査部　主任部長
大野仁嗣　天理よろづ相談所病院 医学研究所　副所長

幸谷　愛　大阪大学微生物病研究所感染腫瘍制御分野　教授
中村直哉　東海大学医学部基盤診療学系病理診断学　教授
山口素子　三重大学大学院医学系研究科 先進血液腫瘍学　教授
宮崎香奈　三重大学大学院医学系研究科 血液・腫瘍内科学　講師
栁谷　稜　佐賀大学医学部医学科 創薬科学共同研究講座　特任講師

序に代えて

　リンパ腫は免疫担当細胞のひとつであるリンパ球およびその前駆細胞の腫瘍である。このうち前者は成熟/末梢性腫瘍と呼ばれ、後者（リンパ芽球性腫瘍）とは異なり、骨髄系細胞の腫瘍とは独立している。それらで増殖する細胞に、形態および免疫表現型が最も類似する細胞（正常対応細胞）は正常多彩であるが、T/NK細胞とは対照的に、B細胞の分化はかなりのところまで明らかにされている。これはB細胞の分化経路にある、リンパ濾胞と呼ばれる解剖学的・機能的構造によるところが大きく、骨髄で一次分化したB細胞の二次分化が、リンパ濾胞を中心に研究されてきたためである。

　リンパ濾胞のうち二次濾胞は、胚中心とこれを取り囲むマントル帯からなるので、濾胞性リンパ腫とマントル細胞リンパ腫は、リンパ濾胞構成成分を正常対応細胞とするリンパ腫である。リンパ腫病型に特異性の高い染色体異常は、まずBurkittリンパ腫で相互転座として発見され、腫瘍関連遺伝子（*MYC*）ばかりでなく免疫グロブリン遺伝子の座位決定のきっかけとなった。続いて濾胞性リンパ腫およびマントル細胞リンパ腫でも特異性の高い染色体異常（これらも相互転座）が発見され、その後のリンパ腫病態研究の端緒となった。具体的には、免疫グロブリン遺伝子のリンパ腫発生への関与、その病態形成に深く関わる腫瘍関連遺伝子（*BCL2*および当初は*BCL1*とされた*CCND1*）の発見などであり、これらはB細胞リンパ腫の診断、治療、および研究の基盤となっている[1]。実際のところ、1994年のrevised European-American classification of lymphoid neoplasiaから現行のWHO分類（第5版）に至るB細胞リンパ腫分類が、濾胞性リンパ腫およびマントル細胞リンパ腫を基準に構築されているのは明白である。従って、これまで長年にわたり臨床的有用性を重視し実用的に構築されてきた（分化経路がよくわからないためにそうするしかなかった）T/NK細胞リンパ腫分類に比べると、成熟B細胞リンパ腫の分類は科学的正確性を備えているものと解釈でき、「科学的に正確な分類のみが臨床的にも有用である」としたKarl Lennert先生（2012年8月ご逝去）による、「医療における科学主義」に沿う分類と考えられる。

　以上のような観点から、この度これら3リンパ腫のうち濾胞性リンパ腫とマントル細胞リンパ腫に焦点を絞った小冊子刊行を企画した。本書は第一線でリンパ腫の診断、治療、および研究に携わる上級者ばかりでなく、これからリンパ腫を勉強しようとする初級者にも興味をもってもらえる内容を意図したものである。そこで後者のために、書籍に付される通常の序文とは趣を異にして、両リンパ腫の特徴を比較した表を末尾に提示した。

　本書により、B細胞リンパ腫への興味と理解が少しでも深まり、診断精度および治療成績の向上とリンパ腫研究のさらなる発展に繋がれば、編者の大きな喜びである。なお、本書の各図表のうち、引用記載がないものはすべて著者のオリジナルであること、ならびに各項の原稿は著者間で査読し必要に応じて改訂したことの2点を申し添える。

　本書を次の先達と先人に捧げたい。先達とは難波紘二先生（広島大学名誉教授、鹿鳴荘病理研究所）であり、編者の一人（中峯）がリンパ腫診断学の手ほどきを受け、本邦初と思われるマントル細胞リンパ腫報告に際して厳しくご指導を賜った。難波先生は、マントル細胞リンパ腫をalkaline phosphatase-positive lymphomaとして1970年代に報告されており、さらに同リンパ腫発見者の一人が所属する施設への就職をお世話して下さった。難波先生には今後もお元気に、日本のリンパ腫界を見守って頂きたい次第である。先人とは、もう一人の編者（大野）のかつての上司で、濾胞性リンパ腫でのt(14;18)を発見された福原資郎先生（関西医科大学名誉教授、2012年4月ご逝去）である。先に触れたように、福原先生はこのご発見をもとに、現在のB細胞リンパ腫分類の礎となる"14q32転座型腫瘍"なる卓越した概念を提唱された。これは、Lennert先生の"医療における科学主義"を、細胞遺伝学的・分子生物学的に"裏打ち"するものと解釈される[2]。ここに改めて、法然院（喜気山法然院萬無教寺、京都市左京区鹿ケ谷）に眠られる、福原先生の偉業をたたえ、ご冥福を祈りたい。

　最後に、初級者にも上級者にも興味をもってもらえる内容という、ある意味難しい執筆依頼を快く引き受けて頂いた各章の著者の方々、ならびに本書発刊にご尽力頂いた河田昌美氏（合同会社クリニコ出版）にお礼を申し上げる。

2025年3月

（中峯　寛和、大野　仁嗣）

[文献]
1) 中峯寛和：リンパ腫分類の歴史と現状：2016-2017年改訂のWHO分類を中心に. 診断病理 2018；35：99-109.
2) 中峯寛和：リンパ腫分類と福原資郎先生. 病理と臨床 2014；32(10)：1179.

表　濾胞性リンパ腫とマントル細胞リンパ腫の共通点と相違点

	濾胞性リンパ腫	マントル細胞リンパ腫
マントル細胞リンパ腫に比べた相対出現率（日本・欧米）	5〜6・3.5〜4	1
欧米に比べた日本での出現率	低	低
発生年齢	中〜高齢者 ＞ 小児	中〜高齢者
発生（原発）部位	リンパ節 ＞ 消化管	リンパ節 ＞ 消化管
正常対応細胞	リンパ濾胞胚中心細胞	リンパ濾胞マントル帯 B 細胞
発生母地	Pro-/Pre-B 細胞	Pro-/Pre-B 細胞あるいはそれより未熟な細胞
In situ 病変	あり	あり
単一病変での増殖細胞の均一性	grade 1, 3B では均一 grade 2, 3A では不均一	均一
症例間での形態学的多様性（リンパ節性）	なし	あり（幾つかの亜型）
臨床病理学的亜型	あり	あり
病理分類枠（小型細胞リンパ腫）	含められる*	含められる
臨床分類枠（低悪性度リンパ腫）	含められる	含められない
染色体異常	t (14 ; 18) (q32 ; q21)	t (11 ; 14) (p13 ; q32)
発見者	Fukuhara S	van den Berghe H
切断点にある腫瘍関連遺伝子	*BCL2*	*BCL1*（その近くの *CCND1*）
発見者	Tsujimoto Y	Tsujimoto Y (Motokura T)
転座の際の *IGH* の切断点	V-D-J	V-D-J
IGH 関連の転座が起こる分化段階	Pro-B 細胞	Pro-B 細胞
IGH 変異	あり（進行性）	なし＞あり（完了）
IGL 領域との転座†	あり	あり
IG 以外との融合	あるとしてもまれ	あるとしてもまれ
健常人での融合遺伝子保有細胞	あり	あり

略語：*IG*；免疫グロブリン遺伝子、*IGH*；IG 重鎖遺伝子、*IGL*；IG 軽鎖遺伝子
*Grade 3B を除く。
†バリアント転座と呼ばれ、転座の起こる分化段階は Pre-B 細胞。マントル細胞リンパ腫では，*CCND2* が関連する例で多い。

第1章 濾胞性リンパ腫

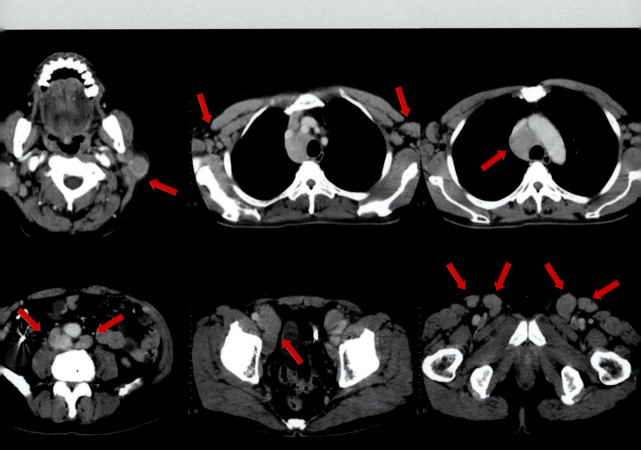

1. 歴史的事項

はじめに

濾胞性リンパ腫（follicular lymphoma; FL）は、日本人全悪性リンパ腫の 13.5 ％を占め、びまん性大細胞型 B 細胞リンパ腫に次いで頻度が高い[1]。FL では、染色体・遺伝子変異が最も早くから研究され、研究成果に基づいた診断法や治療法も進歩したが、これらの研究には日本人研究者が大いに貢献した。本稿では FL 研究の歴史を概説する。

病理分類の変遷

悪性リンパ腫の分類は、1966 年の Rappaport 分類から今日の WHO 第 5 版に至るまで著しく変化した。FL も当初は nodular と表記されたが、やがて follicular center cell または follicular に変わり、日本語でも"濾胞性"の呼称が定着している。細胞形態は small-cleaved、mixed、large-cleaved などと呼ばれたりグレード分類が行われたりしたが、WHO 第 5 版では新たなサブタイプが提唱されている[2]。

t（14;18）（q32;q21）転座の発見

白血病の染色体研究（細胞遺伝学 cytogenetics）は 1960 年のフィラデルフィア（Ph）染色体にはじまる。まもなく G バンディングや Q バンディングなど染色体分染法が開発され、Paris conference（1971）（のちに International System for Human Cytogenomic Nomenclature に引き継がれて今日に至っている）において各染色体に認められる固有の縞模様（バンド）に番号が付与された。J.D. Rowley が、Ph 染色体が 9 番染色体 q34 バンドと 22 番染色体 q11 バンドとの間の相互転座 t（9;22）（q34;q11）によって生じることを報告したのは 1973 年である。

一方、悪性リンパ腫の染色体研究は G. Manolov and Y. Manolova（1972）による 14q＋染色体の発見と、L. Zech（1976）による t（8;14）（q24;q32）の記載に始まるとされている。次いで Rowley のもとに留学中であった福原は、Rappaport 分類の nodular poorly differentiated lymphocytic lymphoma 症例 10 例のうち 6 例に 14q＋染色体を見出し、付加部分が 18 番染色体に由来する、すなわち t（14;18）（q32;q21）であることを 1979 年に報告した

表 1 FL 研究の歴史

年	研究者	研究成果	文献
1979	Fukuhara S	Nodular poorly differentiated lymphocytic lymphoma の 10 例のうち 6 例に t（14;18）（q32;q21）	3)
1982	McBride OW	免疫グロブリン重鎖遺伝子が 14 番染色体 q24 バンドに位置	6)
1983	Arnold A	B 細胞分画を含むリンパ系腫瘍 10 例で、免疫グロブリン遺伝子（重鎖、軽鎖）が再構成（サザンブロット法）	7)
1984	Tsujimoto Y	t（14;18）（q32;q21）転座切断点をクローニング	8)
1985	Tsujimoto Y	t（14;18）（q32;q21）切断点近傍から BCL2 遺伝子を単離	9)
1988	Ngan BY	抗 BCL2 ポリクローナル抗体を用いた免疫組織染色で t（14;18）（q32;q21）陽性 FL が BCL2 を発現	12)
1988	Crescenzi M, Seto M	t（14;18）（q32;q21）/IGH::BCL2 を PCR で検出、minimal residual disease に応用	14)
1989	McDonnell TJ	Eμ-BCL2 トランスジェニックマウスを樹立、ポリクローナル B 細胞が増殖	10)
1990	Hockenbery D	BCL2 がミトコンドリア内膜に存在し programmed cell death を阻害	11)
1995	Taniwaki M	YAC クローンを用いた間期核 FISH で t（14;18）（q32;q21）を検出	17)

（著者作成）

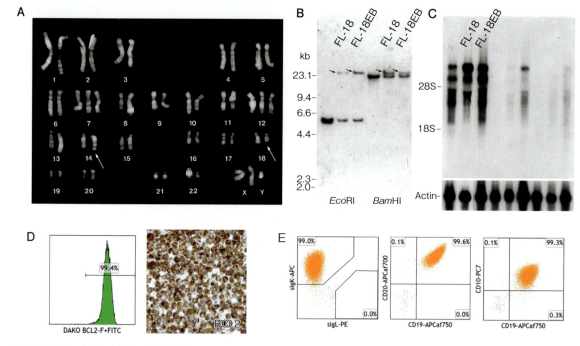

図1 FL症例から樹立した細胞株FL-18の性状
A：FL-18細胞のQバンディング核型。t(14;18)(q32;q21)を矢印で示す。核型は49,XY,+X,+7,ins(13;8)(q14;q22q24),t(8;22)(q24;q11.2),+12,t(14;18)(q32;q21)。
B：BCL2 probe b（BCL2第3エクソンに該当）を用いたサザンブロット。矢印は再構成を示す。FL-18EBはFL-18にEBウイルスを感染させた細胞株。
C：BCL2 probe bを用いたノーザンブロット。FL-18, FL-18EBで顕著な転写産物が認められる。
D：左：透過処理後のフローサイトメトリー。右：セルブロックの免疫染色。いずれもBCL2陽性である。
E：FL-18細胞のフローサイトメトリー。表面免疫グロブリンκ陽性、CD10, CD19, CD20陽性である。

（著者作成）

（表1, 図1A）[3]。1982年にWorking Formulationが提唱されると、t(14;18)(q32;q21)は本分類のfollicular lymphomaに特異的で、緩徐な経過とも関連することが明らかになった[4]。なお、福原はt(14;18)(q32;q21)、t(8;14)(q24;q32)、t(11;14)(q13;q32)などを一括した14q32転座型腫瘍を提唱し、それぞれの病理形態や病態がパートナー染色体によって規定されるとした（図2）[5]。

BCL2遺伝子の発見

1980年代になると分子遺伝学的な手法を用いた研究（分子細胞遺伝学 molecular cytogenetics）が盛んになった。1982年に14q32バンドには免疫グロブリン重鎖遺伝子（IGH）遺伝子が位置することが明らかになり[6]、B細胞腫瘍ではIGH遺伝子のプローブを用いたサザンブロットハイブリダイゼーションでクローン性の再構成が認められることが報告された[7]。

辻本はt(14;18)(q32;q21)を有する細胞株380からゲノムDNAライブラリーを作成し、IGHプローブを用いて転座接合部をまたぐクローンを抽出した。18番染色体に由来するDNAフラグメントを用いてサザンブロットを行うと、転座陽性症例の多くで再構成が認められたことから（図1B）、転座切断点が特定の領域に集中することが明らかになった[8]。間もなく集中領域近傍からBCL2遺伝子が単離され[9]、cDNAシークエンスが公表された。t(14;18)(q32;q21)/IGH::BCL2を有する細胞では、BCL2の転写と蛋白発現が亢進する（図1C、D）。

S.L. KorsmeyerのグループはBCL2とIGHのEμエンハンサーをつないだコンストラクトを導入したトランスジェニックマウスを樹立した（表1）。その結果、リンパ組織では多クローン性の濾胞中心B細胞が増殖し、脾臓では白脾髄が顕著に拡大した[10]。Korsmeyerらは、BCL2がアポトーシスを抑制することによって細胞の生存を延長させるという新規の機能をもったがん遺伝子であることを明らかにした[11]。

1. 歴史的事項

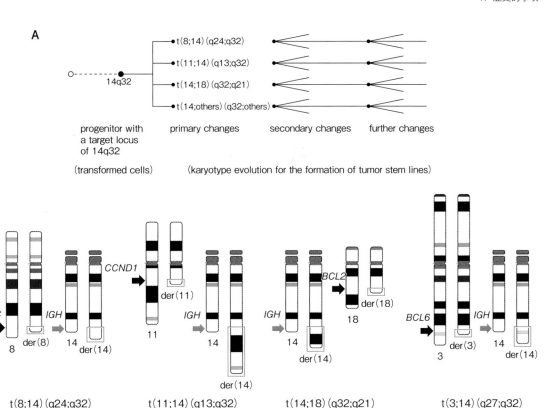

図2 B細胞リンパ腫に認められる染色体転座
A；福原が提唱した14q32転座型腫瘍（14q + marker-positive lymphoid cancer）。
B；B細胞リンパ腫に認められる主要な14q32転座。8q24、11q13、18q21、3q27上にはそれぞれ *MYC*、*CCND1*、*BCL2*、*BCL6*遺伝子が位置し、転座によって14q32上の*IGH*遺伝子と再構成する。

（著者作成）

FL診断法の進歩

t (14;18) (q32;q21) の遺伝子レベルでの研究成果はFLの診断に速やかに応用された。BCL2蛋白に対する抗体を用いた免疫組織化学染色では、反応性濾胞の胚中心が陰性であるのに対して、転座陽性症例の濾胞は例外なく陽性を示した[12]。ただし、前者では *BCL2* mRNA は陽性を示すことから、BCL2蛋白の発現は転写後調節を受けていることが示唆されている[13]。耐熱性 DNA ポリメラーゼの発見によって可能になった polymerase chain rection (PCR) もt (14;18) (q32;q21) の転座接合部の検出に応用された[14]。PCRは高感度（10^6個の細胞中の1個を検出）であるため、FLの診断だけでなく、微小残存病変の検出にも有用であった[14]。一方、多くの健常人のリンパ組織や末梢血にも低レベルの *IGH::BCL2* 陽性細胞が存在することが報告された[2, 15, 16]。しかし、ほとんどの健常者はFLを発症することはないので[2]、t (14;18) (q32;q21) /

IGH::BCL2 の獲得だけでは FL 発症には不十分であることを示している。染色体転座にかかわる遺伝子を含む領域を蛍光色素でラベルし、染色体標本にハイブリダイズして染色体転座を検出する fluorescence *in situ* hybridization (FISH) や、各染色体を異なる色調で染色する SKY (spectral karyotyping) 法は、染色体分析の精度を向上させただけでなく、Gバンディングでは知ることのできなかった異常を見出した（**図3**）[17]。

日本人のFL

リンパ系腫瘍の各カテゴリーの頻度には地域差や人種差があることが指摘されてきた。わが国では、欧米に比較してFLの頻度が低く、びまん性大細胞型リンパ腫（B細胞性, T細胞性を含む）の頻度が高いとされた[18]。一方、日本人FLでは *BCL2* 再構成の頻度が低いことも報告された[19]。同様に、末梢血中に *IGH::BCL2* PCR 陽性細胞

15

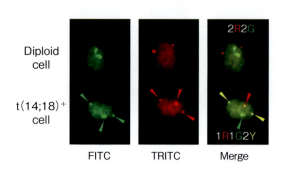
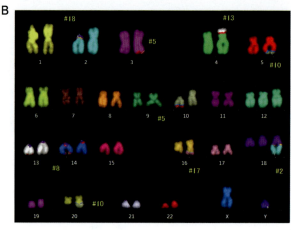

図3　蛍光色素を用いた染色体異常の解析
A：*IGH-BCL2* dual fusion probe を用いた間期核 FISH。t（14;18）(q32;q21)/*IGH::BCL2* 陽性の細胞では、*IGH* の green signal が 1 個、*BCL2* の red signal が 1 個、*IGH::BCL2* を示す yellow signal が 2 個認められる。ISCN では nuc ish (BCL2×3)(IGH×3)，(BCL2 con IGH×2) と表記する。
B：FL から大細胞型リンパ腫に形質転化した症例の SKY 画像。バリアント転座の t（2;18）(p11;q21) と t（8;14）(q24;q32) に加えて多くの数的異常・構造異常が認められる。

(著者作成)

を認める健常人の割合も低い[20]。ただし、我が国の FL は増加傾向にあるので[1,2]、これらの研究結果が今日にも当てはまるわけではない。

抗 CD20 抗体リツキシマブの導入

ヒト・マウスキメラ型抗 CD20 抗体リツキシマブの導入は FL 治療に変革をもたらした。わが国では、1996 年から 1999 年にかけて FL を含む再発低悪性度リンパ腫に対するリツキシマブ単独治療の第Ⅰ/Ⅱ相試験が実施され、全奏効割合は 61％であった。次いで、1999 年から 2000 年にかけて無治療の進行期低悪性度リンパ腫に対してリツキシマブと CHOP の併用療法の第Ⅱ相試験が行われ、奏効割合は 94 ないし 97％であった[21]。リツキシマブは初回治療でインフュージョンリアクションを認めるものの有害事象は軽微で、今日では FL 治療に欠かせない薬剤となっている。

終わりに

FL は低悪性度リンパ腫を代表するカテゴリーで、発症から増悪に至るまでの分子病態が解析され、新規の治療薬が開発されている。FL の治療法、病理分類、分子遺伝学の最新の研究成果が次項で詳述されている。

> **ここにも注目**　FL の CD10 免疫組織化学染色
>
> FL は胚中心 B 細胞マーカーの CD10 を発現する（図 1E）。阿部らは、免疫組織化学染色を用いて follicular small cleaved cell lymphoma の 43％が CD10（当時は common acute lymphoblastic leukemia-associated antigen (CALLA) と呼ばれた）陽性であったことを報告した[22]。

(大野 仁嗣)

［文献］
1) Chihara D, Ito H, Matsuda T, et al.：Differences in incidence and trends of haematological malignancies in Japan and the United States. Br J Haematol 2014；**164**：536-545.
2) Xerri L, Kridel R, Ardeshna KM, et al.：Follicular lymphoma. The WHO Classification of Tumours Editorial Board. Haematolymphoid Tumours. 5th ed. Lyon：International Agency for Research on Cancer 2024：pp423-433.
3) Fukuhara S, Rowley JD, Variakojis D, et al.：Chromosome abnormalities in poorly differentiated lymphocytic lymphoma. Cancer Res 1979；**39**：3119-3128.
4) Yunis JJ, Oken MM, Kaplan ME, et al.：Distinctive chromosomal abnormalities in histologic subtypes of non-Hodgkin's lymphoma. N Engl J Med 1982；**307**：1231-1236.
5) Fukuhara S, Uchino H：Subclasses of 14q+ marker-positive lymphoid cancer. N Engl J Med 1983；**308**：1603-1604.
6) McBride OW, Battey J, Hollis GF, et al.：Localization of human variable and constant region immunoglobulin heavy chain genes on subtelomeric band q32 of chromosome 14. Nucleic Acids Res 1982；**10**：8155-8170.
7) Arnold A, Cossman J, Bakhshi A, et al.：Immunoglobulin-gene

rearrangements as unique clonal markers in human lymphoid neoplasms. N Engl J Med 1983 ; **309** : 1593-1599.
8) Tsujimoto Y, Finger LR, Yunis J, *et al.* : Cloning of the chromosome breakpoint of neoplastic B cells with the t (14;18) chromosome translocation. Science 1984 ; **226** : 1097-1099.
9) Tsujimoto Y, Cossman J, Jaffe E, *et al.* : Involvement of the bcl-2 gene in human follicular lymphoma. Science 1985 ; **228** : 1440-1443.
10) McDonnell TJ, Deane N, Platt FM, *et al.* : bcl-2-immunoglobulin transgenic mice demonstrate extended B cell survival and follicular lymphoproliferation. Cell 1989 ; **57** : 79-88.
11) Hockenbery D, Nuñez G, Milliman C, *et al.* : Bcl-2 is an inner mitochondrial membrane protein that blocks programmed cell death. Nature 1990 ; **348** : 334-336.
12) Ngan BY, Chen-Levy Z, Weiss LM, *et al.* : Expression in non-Hodgkin's lymphoma of the bcl-2 protein associated with the t (14;18) chromosomal translocation. N Engl J Med 1988 ; **318** : 1638-1644.
13) Kondo E, Nakamura S, Onoue H, *et al.* : Detection of bcl-2 protein and bcl-2 messenger RNA in normal and neoplastic lymphoid tissues by immunohistochemistry and in situ hybridization. Blood 1992 ; **80** : 2044-2051.
14) Crescenzi M, Seto M, Herzig GP, *et al.* : Thermostable DNA polymerase chain amplification of t (14;18) chromosome breakpoints and detection of minimal residual disease. Proc Natl Acad Sci U S A 1988 ; **85** : 4869-4873.

15) Limpens J, de Jong D, van Krieken JH, *et al.* : Bcl-2/JH rearrangements in benign lymphoid tissues with follicular hyperplasia. Oncogene 1991 ; **6** : 2271-2276.
16) Limpens J, Stad R, Vos C, *et al.* : Lymphoma-associated translocation t (14;18) in blood B cells of normal individuals. Blood 1995 ; **85** : 2528-2536.
17) Taniwaki M, Sliverman GA, Nishida K, *et al.* : Translocations and amplification of the BCL2 gene are detected in interphase nuclei of non-Hodgkin's lymphoma by in situ hybridization with yeast artificial chromosome clones. Blood 1995 ; **86** : 1481-1486.
18) Kadin ME, Berard CW, Nanba K, *et al.* : Lymphoproliferative diseases in Japan and Western countries: Proceedings of the United States--Japan Seminar, September 6 and 7, 1982, in Seattle, Washington. Hum Pathol 1983 ; **14** : 745-772.
19) Amakawa R, Fukuhara S, Ohno H, *et al.* : Involvement of bcl-2 gene in Japanese follicular lymphoma. Blood 1989 ; **73** : 787-791.
20) Yasukawa M, Bando S, Dölken G, *et al.* : Low frequency of BCL-2/JH translocation in peripheral blood lymphocytes of healthy Japanese individuals. Blood 2001 ; **98** : 486-488.
21) Ogura M, Morishima Y, Kagami Y, *et al.* : Randomized phase II study of concurrent and sequential rituximab and CHOP chemotherapy in untreated indolent B-cell lymphoma. Cancer Sci 2006 ; **97** : 305-312.
22) Abe M, Nozawa Y, Wachi E, *et al.* : Common acute lymphoblastic leukemia-associated antigen (CALLA)-positive B cell lymphoma. Acta Pathol Jpn 1989 ; **39** : 503-508.

2. 疫学、臨床病態、治療前評価（予後予測モデル）

疫学

WHO分類に基づく病型別の患者数では、びまん性大細胞型B細胞リンパ腫（diffuse large B-cell lymphoma; DLBCL）が最も多く、次いで濾胞性リンパ腫（follicular lymphoma; FL）が多い[1]。世界的には全リンパ腫の10～20％を占め、米国や西欧に多く、東欧やアジアで少ない[1]。米国では黒人より白人で2～3倍多く、開発途上国より先進国で多い[1]。カナダの研究では都市部や工業地域近傍でより多い。日本では全悪性リンパ腫の約2割を占め[2]（図1）、欧米諸国より割合が少ないものの、近年増加傾向がみられている[1]。

病因は不明である。WHO分類第5版では、一部の農薬、喫煙女性、塗装従事者、C型肝炎ウイルス感染、シェーグレン症候群、および若年患者では肥満、1親等以内のFL、非ホジキンリンパ腫、造血器腫瘍患者の存在がリスク因子として挙げられている[1]。

臨床病態

わずかに女性に多いリンパ腫と認識されてきたが、男女同率もしくは男性に多いとの報告もある[1]。一般にリンパ腫では男性患者の割合が高い病型が多いため、男女同率かそれに近いことは特徴的である。成人に多く、年齢中央値は65歳で、DLBCLより若年で発症する。診断時8割以上が進行期の一方で、Ann Arbor分類のB症状（発熱、体重減少、夜間の発汗）がみられたり、performance statusが不良であることは少ない。若年成人で全身状態良好な患者が多く、診療上、就学・就労、ライフイベントへの配慮がしばしば必要となる疾患である。

FLの病変はリンパ節のほか、脾、骨髄に多く、末梢血やWaldeyer輪への浸潤は比較的まれである。典型例のCT所見を図2に示した。節外部位では消化管、軟部組織、骨、乳房、眼付属器のほか、播種例ではあらゆる部位に病変を認めうる。節外原発はまれであるが、消化管、精巣、皮膚原発の場合は特徴的な病態を呈し、独立病型とされている（十二指腸型FL、小児型FL、原発性皮膚濾胞中心リンパ腫）[1]。以下本項では節性のFLを想定して記載する。

FLの病勢は年単位で進行し、無治療で縮小することもある。現行の治療下での生存曲線は平坦化せず、特に播種例では治癒困難と考えられている。年間1～3％の頻度でDLBCLなどのより高悪性度のリンパ腫に移行することがあり[1]、組織学的形質転換（histologic transformation）とよばれる。

治療前評価（予後予測モデル）

病期決定はLugano分類に従って行われる。FDG-PET検査は、十二指腸型FLのように病変が小さい場合は陰性

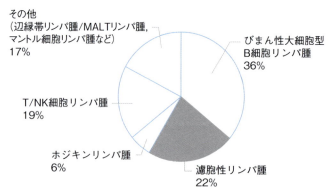

図1 全悪性リンパ腫患者に占める各病型の患者数の割合
（2007-2014年 全国396施設参加 久留米大学による診断（n＝9,424）．文献2から作成）

2. 疫学、臨床病態、治療前評価（予後予測モデル）

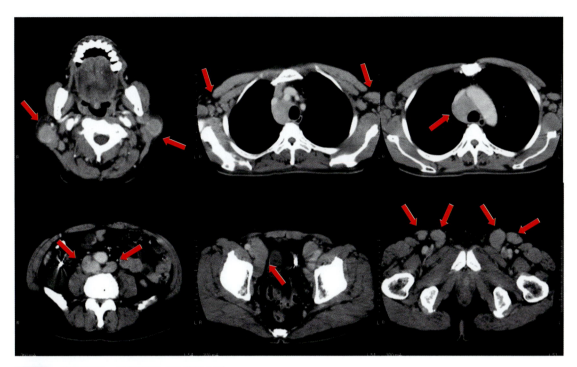

図2 濾胞性リンパ腫患者のCT所見の例
左から両側頸部リンパ節、両側腋窩リンパ節、縦隔リンパ節、傍大動脈リンパ節、腸間膜リンパ節、両側鼠径リンパ節の腫脹を認める。周辺圧排性で、臓器破壊性はみられない。

表1 FLIPIとFLIPI2

FLIPI（文献3から作表）

予後因子	リスク因子
年齢	61歳以上*
Ann Arbor分類による病期	ⅢまたはⅣ
ヘモグロビン	＜12 g/dL
血清LDH値	＞正常上限
節性病変領域数	5領域以上

- 該当因子数により、Low：0-1、Intermediate：2、Poor：3以上の3つのrisk groupに分ける。
- 浸潤リンパ節部位数では、縦隔・傍大動脈・腸間膜リンパ節以外は左右別にカウントする。
*原典では60歳以上と61歳以上の記載が混在しているが、その後に発表された各種ガイドラインに従い61歳以上とした。

FLIPI2（文献4から作表）

予後因子	リスク因子
年齢	61歳以上
骨髄浸潤	あり
ヘモグロビン	＜12 g/dL
b2-microglobulin	＞正常上限
最大リンパ節病変の長径	＞6 cm

- risk groupの規定はFLIPIに同じ
- 患者の59％がrituximabを含む治療を受けていた。
- 部位数カウントが不要である。

所見を呈することもあり注意を要する。

病型特異的予後予測モデルとして、濾胞性リンパ腫国際予後指標（follicular lymphoma international prognostic index；FLIPI）[3]とFLIPI2[4]がよく知られている（**表1**）。FLIPIは5つのリスク因子（年齢、血清LDH、ヘモグロビン、節性病変領域数、病期）の該当数により3つのrisk groupに分けるものである。浸潤リンパ節部位数の数え方が独特である点に注意を要するが、簡便で広く用いられている。FLIPI2はリンパ節部位別カウントが含まれず簡便である一方で、国内事情ではあるが悪性リンパ腫に対する適

19

表2 FLにおける高腫瘍量の規準

GELF高腫瘍量規準	BNLIの治療開始規準
以下のいずれかに該当する場合は高腫瘍量と判断する。 （1）節性病変，節外病変にかかわらず最大長径≧7cm （2）長径3cm以上の腫大リンパ節領域が3つ以上 （3）全身症状（B症状） （4）下縁が臍線より下の脾腫（CT上≧16cm） （5）胸水または腹水貯留（胸水・腹水中のリンパ腫細胞浸潤の有無にかかわらず） （6）局所（硬膜，尿管，眼窩，胃腸などの）の圧迫症状 （7）白血化（リンパ腫細胞＞5,000/μL） （8）骨髄機能障害（好中球＜1,000/μL，血小板＜100,000/μL） ・LDH，β2ミクログロブリン高値が加えられることもある。	（1）B症状または高度の掻痒症 （2）急激な全身への病勢進行 （3）骨髄機能障害（Hb＜10g/dL，白血球＜3,000/μL，または血小板＜100,000/μL） （4）生命を脅かす臓器浸潤 （5）腎浸潤 （6）骨病変 （7）肝浸潤

（文献7，8などを参考として作成された，造血器腫瘍診療ガイドライン（文献6）を引用、一部改変）

応外検査のβ2ミクログロブリンが含まれているため、日常診療ではFLIPIとFLIPI2のどちらも用いられている。ちなみにFLはアグレッシブ非ホジキンリンパ腫の予後予測モデルとして汎用される国際予後指標によっても4つのrisk groupに分別可能であるが、全体の10〜15%しかpoor risk群に分別されず、強化治療が必要な患者集団を同定するには適していない。また、FLIPIに加え分子所見を加味したm7-FLIPI[5]も開発されたが、実臨床での適応には至っていない。

FLは緩徐に進行するため、旧来より無治療経過観察が治療の重要な選択肢の一つとされてきた。無治療経過観察の適応となる患者集団を特定する規準の一つであるGELF（Groupe d'Etude des Lymphomes Folliculaires）の規準（**表2左**）[6]は既存の臨床試験の適格規準[7]に由来している。すべての項目に該当しない場合を低腫瘍量と定め、1つ以上該当した時点で治療開始とするものである。GELFの規準のほか、英国から提唱されたBNLI（British National Lymphoma Investigation）[8]の規準（**表2右**）[6]も用いられている。ただしBNLI規準の項目のうち、「急激な全身への病勢進行」と「生命を脅かす臓器浸潤」は、組織学的形質転換の可能性も示唆しており、適応には注意を要する。日常診療では、FLの治療前評価としてFLIPIやFLIPI2よりもこれら高腫瘍量の規準が頻用されている。また、高腫瘍量の規準は初発時だけでなく、再発再燃FLの治療開始時期の考慮にも用いられている。

治療前評価からは外れるが、再発再燃FLのリスク因子としてPOD（progression of disease）24がある[9]。日常診療で初回治療としてR-CHOPなど標準的なリツキシマブ併用化学療法を受けたFL患者集団での解析から構築された指標で、POD24に該当しない患者の予後は一般集団と同様であることが報じられている。POD24例の予後は不良であり、日常診療での治療選択や臨床試験の結果解釈などで参考とされている。

（山口 素子）

[文献]

1) WHO Classification of Tumours Editorial Board：WHO Classification of Tumours, 5th edition. Haematolymphoid Tumors. IARC, Lyon, 2024.
2) Muto R, Miyoshi H, Sato K, et al.：Epidemiology and secular trends of malignant lymphoma in Japan：analysis of 9426 cases according to the World Health Organization classification. Cancer Med 2018；7：5843-5858.
3) Solal-Celigny P, Roy P, Colombat P, et al.：Follicular lymphoma international prognostic index. Blood 2004；104：1258-1265.
4) Federico M, Bellei M, Marcheselli L, et al：Follicular lymphoma international prognostic index 2：a new prognostic index for follicular lymphoma developed by the international follicular lymphoma prognostic factor project. J Clin Oncol 2009；27：4555-4562.
5) Pastore A, Jurinovic V, Kridel R, et al.：Integration of gene mutations in risk prognostication for patients receiving first-line immunochemotherapy for follicular lymphoma：a retrospective analysis of a prospective clinical trial and validation in a population-based registry. Lancet Oncol 2015；16：1111-1122.
6) 一般社団法人日本血液学会編：造血器腫瘍診療ガイドライン2023年版. 金原出版，東京，2023.
7) Solal-Celigny P, Lepage E, Brousse N, et al.：Doxorubicincontaining regimen with or without interferon alfa-2b for advanced follicular lymphomas：final analysis of survival and toxicity in the Groupe d'Etude des Lymphomes Folliculaires 86 Trial. J Clin Oncol 1998；16：2332-2338.
8) Ardeshna KM, Smith P, Norton A, et al.：Long-term effect of a watch and wait policy versus immediate systemic treatment for asymptomatic advanced-stage non-Hodgkin lymphoma：a randomised controlled trial. Lancet 2003；362：516-522.
9) Casulo C, Byrtek M, Dawson KL, et al.：Early relapse of follicular lymphoma after rituximab plus cyclophosphamide, doxorubicin, vincristine, and prednisone defines patients at high risk for death: an analysis from the National LymphoCare study. J Clin Oncol 2015；33：2516-2522.

3. 治療開発の歴史

黎明期から2000年まで[1]

　抗がん薬が登場するまでの唯一の治療法は放射線治療（radiotherapy; RT）であり、初発かつ限局し腫瘍が小さい場合に行われていた。1942年には濾胞性リンパ腫（follicular lymphoma; FL）の生存期間中央値は約5年と報告されており、現在の約半分であった。1958年にclorambucilの腫大リンパ節縮小効果が報じられると、アルキル薬による化学療法がより進行したFL患者の治療において急速に広く行われるようになった。低線量の全身放射線治療が、悪心や嘔吐を伴わずにアルキル薬と同様の有効性を示すことが報告されたものの、遷延する血液毒性と、内服治療のほうがより簡便であったためか、広く支持されるには至らなかった。

　その後各種併用化学療法が開発され、FLに対しては、1970年代にCVP療法（シクロホスファミド、ビンクリスチン、プレドニゾロン）がシクロホスファミドとclorambucilの併用療法より優れていることがランダム化比較試験を含む複数の研究から示された。しかし2年間の治療による全生存（overall survival; OS）の改善はみられず、CVP療法の薬剤量や治療期間の改良を目指した研究はほとんど行われなかった。ホジキンリンパ腫やアグレッシブ非ホジキンリンパ腫で治癒を目指す治療の開発が加速した一方で、FLでは進行期でも無症状の患者と直ちに治療を必要とした患者の生存が同様であったとの観察結果がStanford大学から報じられ、これはwatch and waitあるいはwatchful waitingの考え方を支持しておりその後の浸透に繋がった。

リツキシマブの導入

　CVP療法のほか、CHOP療法（シクロホスファミド、ドキソルビシン、ビンクリスチン、プレドニゾロン）などanthracyclineを含む化学療法、interferonと化学療法の併用、地固め療法としての自家移植併用大量化学療法[2]、同種移植、プリンアナログのfludarabine単独など多くの検討が行われたが、OSで優る治療はなく、治療法間の優劣は不明であった。この頃からOS以外をprimary endpointとし、無増悪生存などの場合も2年など短い期間で評価する臨床試験が主流となり、治療開発の加速に貢献した。1998年に報告された、ドキソルビシンを含む化学療法とインターフェロンα2bの併用の有無を検討した臨床試験[3]で用いられた治療開始規準は、その後腫瘍量を判定するGELF（Groupe d'Etude des Lymphomes Folliculaires）規準として現在も用いられている。

リツキシマブとその併用化学療法

　汎B細胞抗原に対する種々の抗体薬が検討された中、成熟B細胞のみに発現するCD20を標的としたマウスヒトキメラ型抗CD20モノクローナル抗体薬リツキシマブは、管理可能なアレルギー反応から1997年に再発低悪性度非ホジキンリンパ腫に対する第II相試験の結果[4]が報告されたのを契機に同年FDA承認され、日本でも2001年に承認された。アレルギー反応以外の毒性が軽度の特長があり、CHOP療法と併用するR-CHOP療法[5]、CVP療法と併用するR-CVP療法[6]、フルダラビンと併用するFR療法[7]が開発され、いずれも化学療法へのリツキシマブ上乗せ効果がランダム化比較試験で確認された。

　国内ではFL治療でのプリンアナログとしてフルダラビンよりクラドリビン[8]のほうが先に承認され、次いでフルダラビンの経口薬がFLへ2007年に承認された。リツキシマブ導入後の研究では、若年者未治療進行期FLでの大量化学療法の意義は確定されず勧められないとされた。その他既治療FLに対するin vivo pergingを取り入れた大量化学療法や同種移植が検討されたが、前者では遅発性毒性としての二次性悪性腫瘍、後者では移植関連死亡および検討規模の点から、日常診療では研究的治療として、あるいは難治例への適応にとどまっている。

　リツキシマブは週1回計4回投与の単回投与のみでも比較的良好な奏効が得られるが持続しない。有効血中濃度の検討から2か月毎の投与が望ましいことが明らかになり、2011年には、進行期高腫瘍量FLでリツキシマブ併用化学療法奏効後にリツキシマブ維持療法を行うことの意義が約1,200人の登録によるPRIMA試験の結果示され[9]、その後国内での開発治験を経て導入された。

　R-CHOP療法では腫瘍径が5cm以上の場合に完全奏効割合が低下することが知られていた。リンパ腫は放射線感受性の高い腫瘍であり、放射性同位元素を抱合した放射

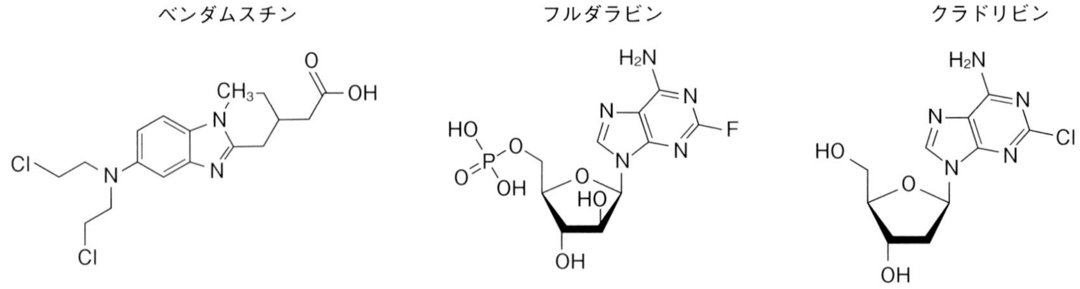

図1 ベンダムスチンとプリンアナログの構造

表1 リツキシマブとオビヌツズマブの比較

抗体名	世代	Type*	性状	リツキシマブとの比較		
				ADCC活性	CDC活性	アポトーシス誘導能
リツキシマブ	1	I	IgG1 マウス・ヒト キメラ型抗体	＋	＋＋	＋
オビヌツズマブ	3	II	IgG1 ヒト化抗体（Fc部分を低フコース化）	↑	↓	↑

*TypeⅠ：CD20を脂質ラフトへ誘導し、強いCDC活性を示す。
　TypeⅡ：CD20の脂質ラフト誘導はなくCDC活性は弱い。一方で同種細胞凝集能とアポトーシス誘導能が強い。

性免疫複合体は隣接した腫瘍細胞にも殺細胞効果を発揮する bystander effect あるいは cross-fire effect を期待して精力的に開発された。^{131}I を結合した tositumomab[10]、^{90}Y を結合したイブリツモマブ チウキセタン[11] が開発され、後者はわが国でも使用された。しかし特に骨髄異形成症候群などの二次性悪性腫瘍の発生が懸念となり、後述の治療法に役割を譲ることとなった。

ベンダムスチンとその併用療法

ベンダムスチンは旧東ドイツで開発され、構造的にアルキル化薬とプリンアナログとの類似性を有し（図1）、ドイツで長年の投与実績があった。2008年にリツキシマブ抵抗性の indolent リンパ腫での有効性が第Ⅱ相試験の結果から報じられると[12]、脱毛と血液毒性が軽度なことから既存化学療法に置き換えた治療法の開発が始まった。2013年に未治療進行期 indolent リンパ腫において BR 療法における PFS 延長が R-CHOP 療法との比較で報じられ（StiL NHL1 試験）[13]、BR 療法が標準治療選択肢に加わった。その後 BR 療法と、リツキシマブに替わり第3世代 TypeⅡ抗 CD20 抗体薬のオビヌツズマブを併用する Obi-B 療法（GB 療法）が、比較試験[14] の結果から標準治療に加わった。リツキシマブとオビヌツズマブの比較を表1に示した。

現行治療へ

CHOP療法に代表される殺細胞性抗がん薬を中心とするレジメンは、脱毛、嘔気、骨髄抑制など患者の quality of life の低下に繋がる有害事象が必発する。このため殺細胞性抗がん薬をなくした "chemo-free regimen" が精力的に開発された。そのうち、免疫調整薬レナリドミドとリツキシマブを併用する R^2 療法は、従来治療と比較する非劣性試験で chemo-free regimen ながら同等の有効性が証明され、日常診療に導入されている。

（山口　素子）

[文献]
1) Rohatiner AZ, Lister TA：New approaches to the treatment of follicular lymphoma. Br J Haematol 1991；**79**：349-354.
2) Horning SJ, Negrin RS, Hoppe RT, et al.：High-dose therapy and autologous bone marrow transplantation for follicular lymphoma in first complete or partial remission：results of a phase II clinical trial. Blood 2001；**97**：404-409.
3) Solal-Celigny P, Lepage E, Brousse N, et al.：Doxorubicin-containing regimen with or without interferon alfa-2b for advanced follicular lymphomas：final analysis of survival and toxicity in the Groupe d'Etude des Lymphomes Folliculaires 86

Trial. J Clin Oncol 1998 ; 16 : 2332-2338.
4) Maloney DG, Grillo-López AJ, White CA, *et al.* : IDEC-C2B8 (Rituximab) anti-CD20 monoclonal antibody therapy in patients with relapsed low-grade non-Hodgkin's lymphoma. Blood 1997 ; 90 : 2188-2195.
5) Czuczman MS, Grillo-López AJ, White CA, *et al.* : Treatment of patients with low-grade B-cell lymphoma with the combination of chimeric anti-CD20 monoclonal antibody and CHOP chemotherapy. J Clin Oncol 1999 ; 17 : 268-276.
6) Marcus R, Imrie K, Belch A, *et al.* : CVP chemotherapy plus rituximab compared with CVP as first-line treatment for advanced follicular lymphoma. Blood 2005 ; 105 : 1417-1423.
7) Czuczman MS, Koryzna A, Mohr A, *et al.* : Rituximab in combination with fludarabine chemotherapy in low-grade or follicular lymphoma. J Clin Oncol 2005 ; 23 : 694-704.
8) Ogura M, Morishima Y, Kobayashi Y, *et al.* : Durable response but prolonged cytopenia after cladribine treatment in relapsed patients with indolent non-Hodgkin's lymphomas : results of a Japanese phase II study. Int J Hematol 2004 ; 80 : 267-277.
9) Salles G, Seymour JF, Offner F, *et al.* : Rituximab maintenance for 2 years in patients with high tumour burden follicular lymphoma responding to rituximab plus chemotherapy (PRIMA) : a phase 3, randomised controlled trial. Lancet 2011 ; 377 : 42-51.
10) Kaminski MS, Tuck M, Estes J, *et al.* : ^{131}I-tositumomab therapy as initial treatment for follicular lymphoma. N Engl J Med 2005 ; 352 : 441-449.
11) Witzig TE, White CA, Gordon LI, *et al.* : Safety of yttrium-90 ibritumomab tiuxetan radioimmunotherapy for relapsed low-grade, follicular, or transformed non-hodgkin's lymphoma. J Clin Oncol 2003 ; 21 : 1263-1270.
12) Friedberg JW, Cohen P, Chen L, *et al.* : Bendamustine in patients with rituximab-refractory indolent and transformed non-Hodgkin's lymphoma: results from a phase II multicenter, single-agent study. J Clin Oncol 2008 ; 26 : 204-210.
13) Rummel MJ, Niederle N, Maschmeyer G, *et al.* : Bendamustine plus rituximab versus CHOP plus rituximab as first-line treatment for patients with indolent and mantle-cell lymphomas: an open-label, multicentre, randomised, phase 3 non-inferiority trial. Lancet 2013 ; 381 : 1203-1210.
14) Marcus R, Davies A, Ando K, *et al.* : Obinutuzumab for the first-line treatment of follicular lymphoma. N Engl J Med 2017 ; 377 : 1331-1344.

4. 標準治療のエビデンス

はじめに

濾胞性リンパ腫（follicular lymphoma; FL）は一般的に経過が緩徐で予後良好な疾患である。治療法として、がん治療の一般則である早期発見・早期治療を覆すような、注意深い経過観察（watchful waiting）といって直ちに治療介入をしない選択肢も存在する。そのため治療介入を必要とする規準の必要性が生じ、「腫瘍量」という概念が導入された。進行期の場合、特に腫瘍量別に治療方針が異なる。本稿では日本血液学会編「造血器悪性腫瘍診療ガイドライン 2023 年版」[1]が定める FL の標準治療法の根拠となった臨床試験を中心に概説する。

限局期

1 治療の基本方針

限局期 FL の予後は極めて良好である。放射線治療の有効性を示す臨床試験の結果をふまえ放射線治療が推奨される。また watchful waiting も選択肢の 1 つである。

2 Watchful waiting

米国で行われた、follicular small-cleaved non-Hodgkin lymphoma と follicular mixed non-Hodgkin lymphoma の限局期患者のうち watchful waiting を行った 43 人の後方視的解析結果は、観察期間中央値 86 か月において 5 年全生存期間（overall survival; OS） 97 %、10 年 OS 85 % であった[2]。また 5 年治療成功期間（time to treatment failure; TTF）は 76 %、10 年 TTF は 56 % であった。Watchful waiting が比較的良好な予後を示したことから治療方針の 1 つになった。

3 放射線治療

米国のがん登録に基づくデータベースによる初発 FL（grade 1、2）を対象とした解析で放射線治療群と非放射線治療群とを比較すると、疾患特異的生存期間、OS ともに放射線治療群が優れていた[3]。放射線治療施行時では OS 中央値は 13.8 年、10 年 OS は 62 %、20 年 OS は 35 % であった。また FL に限らず局所治療を必要とする低悪性度リンパ腫を対象とした放射線治療 40-40 Gy 群と 24 Gy 群との比較試験においてと無増悪生存期間（progression-free survival; PFS）と OS ともに同等であった[4]。同じく低悪性リンパ腫を対象とした 24 Gy 群と 4 Gy 群との第Ⅲ相試験において 4 Gy 群の非劣性を証明されなかった[5]。この結果、放射線治療を行った場合の至適線量は 24 Gy であることが明らかになった。18 歳以上のⅠ期、隣接するⅡ期未治療 FL に 24 Gy 以上の放射線治療施行された患者を対象とした後方視的解析結果が国際リンパ腫放射線腫瘍学グループ（ILROG）から報告された。512 人において観察期間中央値 52 か月のところ、5 年無増悪成功（failure-free progression; FFP）が 68.9 %、5 年 OS が 96 % であった。FFP において BCL2 陽性、Ⅱ期が独立した予後不良因子であった[6]。以上より放射線治療のみで治癒を望める一群があることが示唆されており、限局期 FL に対して領域放射線照射 24 Gy が現在のところ標準治療として推奨される。

4 化学免疫療法

他にも実臨床においては進行期患者の治療方針にならってリツキシマブ（rituximab; R）単独療法や R 併用化学療法も行われている。限局期 FL 患者を対象にしたいずれの治療が優れているのか比較した第Ⅲ相試験は現時点では行われていない。未治療 FL Ⅰ期のみを対象とした、米国の大規模前方視的観察研究である National LymphoCare Study の解析結果において、Ⅰ期 FL 患者 471 人を対象とした治療別群の比較では、放射線治療単独群と無治療経過観察群、R 単剤療法、R 併用化学療法群などすべての治療群において PFS の差は認めなかった[7]。豪州で行われたⅠ-Ⅱ期の未治療 FL を対象とした後方視的解析結果においては、診断後 6 か月以上無治療である watchful waiting 群、放射線治療群、全身化学療法群の比較において、無治療化学療法生存期間は放射線治療群と watchful waiting 群の差はなく、PFS において R 併用化学療法群は良好であった[8]。一方、化学療法群と放射線治療群の差は認めなかった。同様に PFS において化学療法群は watchful waiting 群よりも良好であったが、OS の差はいずれの群において差は認めなかった。このように限局期においては放射線治療が推奨されているが、根拠となる第Ⅲ相試験が存在していない。1 つの照射野に収まら

ない非連続Ⅱ期や、予後不良因子をもつ場合は放射線治療ではなく進行期例と同様の治療法を考慮する。

初発進行期

1 治療の基本方針

「腫瘍量」別に治療方針は異なる。「低腫瘍量」は治療介入を必要とせず、「高腫瘍量」は治療介入を必要とする。「腫瘍量」の定義は各臨床試験グループによって一部異なるが、代表的なものには GELF (Group d'Etude des Lymphomes Folliculares) の定義がある。腫瘍最大径＜7 cm、3 cm 以上の腫大リンパ節領域＜3 か所、B 症状などの全身症状を認めない、臍下に及ぶ脾腫を認めない、胸腹水貯留を認めない、尿管・眼窩・消化管等の閉塞症状なし、白血化なし（末梢血がん細胞数＜5,000/μL）、血球減少なし（好中球数≧1,000/μL、血小板数≧10×10^4/μL）を満たすものが低腫瘍量で、それ以外を高腫瘍量としている。

2 低腫瘍量

基本的に watchful waiting が推奨される。英国における進行期低悪性度リンパ腫（FL は 66 %）を対象とした watchful waiting 群とクロラムブシル群との第Ⅲ相比較試験の結果、観察期間中央値 16 年において 10 年 OS は各々 58 %、57 %、15 年 OS は 22 %、21 % と、両者の OS は同等であった[9]。初発進行期例においても watchful waiting が治療選択肢になりえることが明らかになった。R 時代になってから低腫瘍量進行期 FL (grade 1、2、3a) を対象に、watchful waiting 群、R 導入（週 1 回、4 回投与）群、R 導入＋維持療法（2 か月毎に 2 年間）群を比較した第Ⅲ相試験（RWW）が行われた[10]。新規治療の開始までの期間は R 導入＋維持療法群で延長したが、OS は 3 群間で同等であった。そのため R 単独療法も治療オプションの 1 つである。ちなみに低腫瘍量 FL (grade1、2) を含めた低悪性度リンパ腫を対象として R 導入後に経過観察し進行（progressive disease; PD）となれば R 再投与を行う群と PD になるまで R 維持療法群（3 か月ごと）を比較した第Ⅲ相試験（RESORT）の結果、primary endpoint である治療成功割合は両者で同等で、R 奏効後の R 導入時の維持療法の有用性は示されなかった[11]。そのため低腫瘍量に対して R 維持療法は必要でない。

3 高腫瘍量

CD20 抗体製剤（R もしくはオビヌツズマブ）併用薬物療法が標準治療である。薬物療法の至適レジメンは未確定であるが、イタリアから R-CVP 療法（R + CPA + VCR + PSL）、R-CHOP 療法（R ＋シクロホスファミド＋ドキソルビシン＋ビンクリスチン＋プレドニゾロン）、R-FM 療法（R ＋フルダラビン＋ミトキサントロン）を比較した第Ⅲ相試験（FOLL05）の結果、3 年 TTF および PFS は、R-FM 療法や R-CHOP 療法に比して R-CVP 療法で劣ることが示された[12]。R-FM 療法は二次がんの頻度が高いことから、総合的に R-CHOP 療法が最も有望な併用薬物療法と考えられた。長期 follow up の結果において、R-CVP 療法群、R-CHOP 療法群、R-FM 療法の 8 年治療成功割合は各々 38 %、45 %、49 % と結果を維持していたが、薬物療法などによる治癒は困難であり、多くは有病生存で生存曲線は平坦化しなかった[13]。ドイツから未治療低悪性度リンパ腫を対象とした BR 療法（R ＋ベンダムスチン）と R-CHOP 療法を比較した第Ⅲ相試験（StiL）の結果が報告された[14]。BR 療法は R-CHOP 療法よりも脱毛や末梢神経障害の頻度が少なく、観察期間 45 か月において PFS 中央値が 69.5 か月と 31.2 か月と優れていたことが示された。米国でも BR 療法と R-CHOP/CVP 療法を比較した第Ⅲ相試験（BRIGHT）が行われ、同様の試験結果が示された[15]。BRIGHT 試験は長期 follow up の結果が報告されており、5 年 PFS は各々 70.3 %、62.0 % と BR 療法の有効性が維持されていることが示された[16]。一方 5 年二次がん発症割合は多く、19 % と 11 % であった。以上より BR 療法も治療選択肢のひとつといえる。糖鎖改変技術を用いて作成されたタイプⅡヒト化抗 CD20 モノクローナル抗体であるオビヌツズマブが開発され、この有効性を検証する臨床試験が複数行われてきた。初発 FL を対象として、オビヌツズマブ併用薬物療法群（オビヌツズマブ＋ CHOP 療法または CVP 療法またはベンダムスチン）と R 併用薬物療法を比較する第Ⅲ相試験（GALLIUM）の結果、前者が後者よりも良好な治療効果を示し、オビヌツズマブ併用薬物療法も初発 FL の治療選択肢のひとつとなった[17]。

また、低腫瘍量例での R 単独療法後の R 維持療法は推奨されていないが、高腫瘍量の場合、R 併用薬物療法に奏効した症例に対して R 維持療法が推奨される。これは R 維持療法群と無治療経過観察群との比較試験（PRIMA）の結果、観察期間中央値 9.0 年における 10 年 PFS は各々 51 % と 35 % であり、10 年次治療成功割合は 53 % と 41 % であったことが根拠になっている[18]。また、治療効果別に維持療法の内容・有無を変えるべきか検討した第Ⅲ

相試験（FOLL12）が行われた[19]。R-CHOP療法6コースもしくはBR療法6コース後にR維持療法を施行するコントロール群と，試験治療群として治療後に①PET陽性例にはイブリツモマブチウキセタンを投与，②PET陰性かつMRD陰性群には維持療法なし，③PET陰性かつMRD陽性群にはR維持療法を施行するという試験内容であった。この結果から治療効果別にR維持療法を変える必要はなく，完全奏効が得られた場合はR維持療法が必要であることが明らかになった。

FLは不均一な疾患であり，上記にあげた薬物療法ごと治療効果が得られる対象が異なっている。各々の治療法の有害事象の差異も考慮しながら臨床医はその不均一性に対応した治療法の選択法を選択する必要性がある。

再発，再燃，治療抵抗性

さまざまな治療選択肢があり，いずれが優れているのかは明らかでない。watchful waiting、R単剤、R＋レナリドミド[20]、ベンダムスチン療法、フルダラビン療法、オビヌツズマブもしくはR併用薬物療法、CAR-T細胞療法、自家移植、同種移植、放射線治療、RI標識抗体療法（イブリツモマブチウキセタン）を前治療の内容と再発・再燃までの期間，病変の広がりなどをみながら選択される。特にCD20×CD3の完全ヒトIgG1二重特異性抗体薬であるエプコリタマブは2025年2月に適応拡大承認され，モスネツズマブが2024年12月に製造販売承認されており，細胞療法を中心に治療選択肢が広がっている。

形質転換FLに対してはDLBCLに準じて治療法が選択される。未治療例もしくはアントラサイクリン治療歴がない場合，R-CHOP療法が推奨される。また若年者であれば自家末梢血幹細胞移植併用大量化学療法も考慮される。CAR-T療法およびCD20/CD3二重特異性抗体療法も治療選択肢として加わった。

おわりに

FLは再発と再燃を繰り返すものの生命予後は比較的良好であることから，殺細胞性抗がん薬を使用した化学療法からそれを用いない治療法，"chemo-free"の治療法へ転換されつつある。CAR-T細胞療法や二重特異性抗体などの細胞療法は再発・再燃FL治療における画期的な進歩であり，治療法のパラダイムシフトが起こっている。

（宮崎 香奈）

[文献]

1) 日本血液学会編：造血器悪性腫瘍診療ガイドライン2023年版．金原出版，東京，2023．
2) Advani R, Rosenberg SA, Horning SJ：Stage I and II follicular non-Hodgkin's lymphoma：long-term follow-up of no initial therapy. J Clin Oncol 2004；22：1454-1459.
3) Pugh TJ, Ballonoff A, Newman F, et al.：Improved survival in patients with early stage low-grade follicular lymphoma treated with radiation：a Surveillance, Epidemiology, and End Results database analysis. Cancer 2010；116：3843-51.
4) Lowry L, Smith P, Qian W, et al.：Reduced dose radiotherapy for local control in non-Hodgkin lymphoma：a randomised phase III trial. Radiother Oncol 2011；100：86-92.
5) Peter J, Kirkwood AA, Popova B, et al.：4 Gy versus 24 Gy radiotherapy for patients with indolent lymphoma（FORT）：a randomised phase 3 non-inferiority trial. Lancet Oncol 2014；15：457-463.
6) Brady JL, Binkly MS, Hajj C, et al.：Definitive radiotherapy for localized follicular lymphoma staged by ^{18}F-FDG PET-CT：a collaborative study by ILROG. Blood 2019；133：237-245.
7) Friedberg JW, Byrtek M, Link BK, et al.：Effectiveness of first-line management strategies for stage I follicular lymphoma：analysis of the National LymphoCare Study. J Clin Oncol 2012；30：3368-3375.
8) Tobin JWD, Rule G, Colvin K, et al.：Outcomes of stage I/II follicular lymphoma in the PET era：an international study from the Australian Lymphoma Alliance. Blood Adv 2019；3：2804-2811.
9) Ardeshna KM, Smith P, Norton A, et al.：Long-term effect of a watch and wait policy versus immediate systemic treatment for asymptomatic advanced-stage non-Hodgkin lymphoma：a randomised controlled trial. Lancet 2003；362：516-522.
10) Ardeshna KM, Qian W, Smith P, et al.：Rituximab versus a watch-and-wait approach in patients with advanced-stage, asymptomatic, non-bulky follicular lymphoma：an open-label randomised phase 3 trial. Lancet Oncol 2014；15：424-435.
11) Kahl BS, Hong F, Williams ME, et al.：Rituximab extended schedule or re-treatment trial for low-tumor burden follicular lymphoma：eastern cooperative oncology group protocol e4402. J Clin Oncol 2014；32：3096-3102.
12) Federico M, Luminari S, Dondi A, et al.：R-CVP versus R-CHOP versus R-FM for the initial treatment of patients with advanced-stage follicular lymphoma：results of the FOLL05 trial conducted by the Fondazione Italiana Linfomi. J Clin Oncol 2013；31：1506-1513.
13) Luminari S, Li H, Rimsza L, et al.：Continued excellent outcomes in previously untreated patients with follicular lymphoma after treatment with CHOP plus rituximab or CHOP plus 131I-Tositumomab：long-term follow-up of phase III randomized study SWOG-S0016. J Clin Oncol 2018；36：697-703.
14) Rummel MJ, Niederle N, Maschmeyer G, et al.：Bendamustine plus rituximab versus CHOP plus rituximab as first-line treatment for patients with indolent and mantle-cell lymphomas：an open-label, multicentre, randomised, phase 3 non-inferiority trial. Lancet 2013；381：1203-1210.
15) Flinn IW, van der Jagt R, Kahl BS, et al.：Randomized trial of bendamustine-rituximab or R-CHOP/R-CVP in first-line treatment of indolent NHL or MCL：the BRIGHT study. Blood 2014；123：2944-2952.
16) Flinn IW, van der Jagt R, Kahl BS, et al.：First-line treatment of patients with indolent non-Hodgkin lymphoma or mantle-cell lymphoma with bendamustine plus rituximab versus R-CHOP or

R-CVP : results of the BRIGHT 5-year follow-up study. J Clin Oncol 2019 ; **37** : 984-991.
17) Marcus R, Devies A, Ando K, *et al.* : Obinutuzumab for the first-line treatment of follicular lymphoma. N Engl J Med 2017 ; **377** : 1331-1344.
18) Salles G, Seymour JF, Offner F, *et al.* : Rituximab maintenance for 2 years in patients with high tumour burden follicular lymphoma responding to rituximab plus chemotherapy（PRIMA）: a phase 3, randomised controlled trial. Lancet 2011 ; **377** : 42-51.
19) Luminari S, Manni M, Galimberti S, *et al.* : Response-adapted postinduction strategy in patients with advanced-stage follicular lymphoma : the FOLL12 study. J Clin Oncol 2022 ; **40** : 729-739.
20) Leonard JP, Trneny M, Izutsu K, *et al.* : AUGMENT : a phase III study of lenalidomide plus rituximab versus placebo plus rituximab in relapsed or refractory indolent lymphoma. J Clin Oncol 2019 ; **37** : 1188-1199.

5. 新規治療薬、治療開発動向

新規治療薬

1 キメラ抗原受容体遺伝子改変 T（chimeric antigen receptor T; CAR-T）細胞療法

びまん性大細胞型 B 細胞リンパ腫（diffuse large B-cell lymphoma; DLBCL）などアグレッシブリンパ腫で先行導入された CAR-T 細胞療法について、濾胞性リンパ腫（folliculat lymphoma; FL）では 4-1BB を共刺激分子とし、サイトカイン放出症候群や免疫関連神経毒性が比較的軽いチサゲンレクルユーセル[1] とリソカブタゲン マラルユーセル[2] が再発難治 FL 患者の治療で可能となっている。各々の CAR-T 細胞製剤の構造の比較を**表 1**[3] に示した。

2 二重特異性抗体薬（bispecific antibody）

成熟 B 細胞腫瘍では CD20 と CD3 を標的とした製剤の開発が進んでおり、これは CAR-T 細胞療法と同様に腫瘍 B 細胞周辺の T 細胞を活性化させる特長を有する。CAR-T 細胞療法とは異なり off-the-shelf 製剤のため待機期間がなく、ステロイドなどの前投薬により CAR-T 細胞療法よりもサイトカイン放出症候群や免疫関連神経毒性が低減されている。完全型抗体のため半減期が比較的長く、長時間投与を必要とせず、簡便な皮下投与製剤も開発されている。エプコリタマブ、モスネツズマブ、odronextamab, glofitamab などがあり（**図 1**）[4]、単剤のほか R^2 療法（リツキシマブ、レナリドミド）との併用療法などが検討されている。

以上のほかに開発中の製剤として、imvotamab（IGM-2323）は CD20 五量体の IgM 二重特異性抗体薬で、CD20 に対する 10 個の結合ドメインと CD3 に対する単一の結合ドメインを有し、CD20 高発現細胞と低発現細胞の両方

表 1 各種 CAR-T 細胞療法製剤の構造と主な開発対象病型

製剤名	抗原結合ドメイン	ヒンジ領域	膜貫通領域	共刺激ドメイン	T 細胞活性化ドメイン	主な開発対象病型
アキシカブタゲン シロルユーセル	Anti-CD19	CD28	CD28	CD28	CD3ζ	LBCL FL
Brexucabtagene autoleucel	Anti-CD19	CD28	CD28	CD28	CD3ζ	MCL B-ALL
チサゲンレクル ユーセル	Anti-CD19	CD8a	CD8a	4-1BB	CD3ζ	LBCL FL B-ALL
リソカブタゲン マラルユーセル	Anti-CD19	IgG4	CD28	4-1BB	CD3ζ	LBCL FL

文献 3 の図を参考として作成。国内での適応症は添付文書での確認を要す。
LBCL：large B-cell lymphoma、MCL：mantle cell lymphoma、ALL：acute lymphoblastic leukemia.

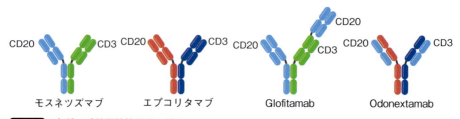

図 1 各種二重特異性抗体薬の構造
（文献 4 の図を引用、一部改変）

に不可逆的に結合するように設計され、サイトカイン放出症候群の緩和と、治療域の拡大が期待されている[5]。CD19とCD3を標的とする製剤も開発され、そのうちAZD0486（TNB-486）は低親和性でT細胞に結合することでサイトカイン放出症候群を軽減するように設計された新規二重特異性抗体薬である[6]。

3 抗体薬

Fc改変ヒト化抗CD19抗体薬tafasitamabは、Fcγ受容体への結合を増強したことにより、未改変抗体と比較して抗体依存性細胞傷害、抗体依存性細胞貪食、およびアポトーシス作用が高められている。リツキシマブとの併用で再発難治DLBCLの治療に導入されたあと、indolentリンパ腫での有効性も検討されている[7]。

そのほか抗体薬を改変したものとして、抗CD19抗体に4-1BBLを結合したenglumafusp alfaなどの開発が行われている。

4 抗体薬物複合体

Loncastuximab tesirineは抗CD19モノクローナル抗体にDNA損傷性薬剤pyrrolobenzodiazepineを結合した抗体薬物複合体である[8]。DLBCLに続き、FLではリツキシマブとの併用で、2年以内の早期再発例など高リスク例から開発が行われている（NCT04998669）。

5 低分子化合物

FL患者の約2割で遺伝子変異を認めるEZH2の阻害薬タゼメトスタットは、再発再燃FL患者99人を対象とした第II相試験において、*EZH2*変異あり群の奏効割合が69%、変異なし群で35%であった[9]。日本では*EZH2*変異陽性の再発難治FLに対し承認されている。

BTK阻害薬zanubrutinibは、既治療2以上のFL患者を対象にオビヌツズマブとの併用療法とオビヌツズマブ単独を比較するランダム化比較試験（ROSEWOOD）が行われ[10]、その結果に基づき2024年に米国で迅速承認された。有望視されたPI3K阻害薬（copanlisib[11]など）は、高血糖や肝毒性などの重篤有害事象が懸念され導入が見送られている。Golcadomideは経口の セレブロン調節薬（CRBN E3 ligase modulator; CELMoD）で、FLではリツキシマブとの併用で検討下にある（NCT06425302）。

治療開発動向

1 抗CD20抗体療法の最適化

未治療進行期FLに対する標準治療のひとつであるObi-B療法（またはGB療法；オビヌツズマブ、ベンダムスチン）＋オビヌツズマブ維持療法は、臨床試験の維持療法部分で観察された重篤感染症への懸念から、維持療法を省略する治療法の検討が行われている（JCOG2008など）。その他、各種レジメンでのリツキシマブ維持療法についても同様に検討されている。

未治療低腫瘍量進行期FLに対しては、リツキシマブ単独療法の治療開始時期について、GELF規準など腫瘍量規定の見直し、リツキシマブの投与時期や回数を工夫した治療法の検討が行われている。

2 治療反応性に基づく治療層別化の試み

中間FDG-PET検査所見や微小残存病変を指標として、治療サイクルの減少や投与期間の短縮を試みる研究がある。これらは種々の新規治療薬の臨床試験の多くで併せて検討されている。

3 放射線治療に関する検討

未治療限局期あるいは緩和照射の至適化を目的とした検討の他、抗がん薬との併用も試みられている。一例として、未治療限局期FLに対する病変部放射線治療単独に対するオビヌツズマブ併用の比較試験（GAZEBO）がイタリアで実施されている。

おわりに

DLBCLより若年発症のFLに対する治療では、有効性に加え治療アクセスが容易で、簡便であることも重要視される。近年導入されつつある、いわゆるchemo-free therapyは治療期間が長いものが多く、多発性骨髄腫のように増悪まで継続する"until PD"のレジメンが増えつつある。今後も医療経済面および患者の希望も取り入れつつ開発を進めるべき疾患である。

（山口 素子）

[文献]

1) Fowler NH, Dickinson M, Dreyling M, *et al*.: Tisagenlecleucel in adult relapsed or refractory follicular lymphoma: the phase 2 ELARA trial. Nat Med 2022; **28**: 325-332.
2) Morschhauser F, Dahiya S, Palomba ML, *et al*.: Lisocabtagene maraleucel in follicular lymphoma: the phase 2 TRANSCEND FL study. Nat Med 2024; **30**: 2199-2207.

3) Cappell KM, Kochenderfer JN : Long-term outcomes following CAR T cell therapy : what we know so far. Nat Rev Clin Oncol 2023 ; 20 : 359-371.
4) Cassanello G, Luna de Abia A, Falchi L : Trial watch : bispecific antibodies for the treatment of relapsed or refractory large B-cell lymphoma. Oncoimmunology 2024 ; 13 : 2321648.
5) Budde E, Gopal AK, Kim WS, et al. : A phase 1 dose escalation study of Igm-2323, a novel Anti-CD20 x Anti-CD3 IgM T cell engager (TCE) in patients with advanced B-cell malignancies. Blood 2021 ; 138 : 132.
6) Malik-Chaudhry HK, Prabhakar K, Ugamraj HS, et al. : TNB-486 induces potent tumor cell cytotoxicity coupled with low cytokine release in preclinical models of B-NHL. MAbs 2021 ; 13 : 1890411.
7) Sehn LH, Hübel K, Luminari S, et al. : inMIND : A phase 3 study of tafasitamab plus lenalidomide and rituximab versus placebo plus lenalidomide and rituximab for relapsed/refractory follicular or marginal zone lymphoma. Journal of Clinical Oncology 2022 ; 40 : TPS7583-TPS7583.
8) Caimi PF, Ai WZ, Alderuccio JP, et al. : Loncastuximab tesirine in relapsed/refractory diffuse large B-cell lymphoma : long-term efficacy and safety from the phase II LOTIS-2 study. Haematologica 2024 ; 109 : 1184-1193.
9) Morschhauser F, Tilly H, Chaidos A, et al. : Tazemetostat for patients with relapsed or refractory follicular lymphoma : an open-label, single-arm, multicentre, phase 2 trial. Lancet Oncol 2020 ; 21 : 1433-1442.
10) Zinzani PL, Mayer J, Flowers CR, et al. : ROSEWOOD : a phase II randomized study of zanubrutinib plus obinutuzumab versus obinutuzumab monotherapy in patients with relapsed or refractory follicular lymphoma. J Clin Oncol 2023 ; 41 : 5107-5117.
11) Dreyling M, Santoro A, Mollica L, et al. : Phosphatidylinositol 3-kinase inhibition by copanlisib in relapsed or refractory indolent lymphoma. J Clin Oncol 2017 ; 35 : 3898-3905.

6. 病理

概要

濾胞性リンパ腫（follicular lymphoma; FL）は、基本的には成人に発症するリンパ節（二次免疫臓器）性リンパ腫であり、pro-B 細胞の段階で発生した t (14;18)（あるいは pre-B 細胞の段階で発生した亜型転座）をもつ B 細胞の一部が、腫瘍性増殖を開始してから FL に至るまでに、in situ 濾胞性腫瘍（iFN）および部分 FL という段階がある。また、その後にトランスフォーメーションを起こし、最終的にはびまん性大細胞型 B 細胞リンパ腫（diffuse large B-cell lymphoma; DLBCL）に至るポテンシャルをもつ。

FL の発生臓器はリンパ節以外に、同じ二次免疫臓器である小腸（特に十二指腸）がよく知られる。類似のリンパ腫は三次免疫臓器である皮膚にも発生するが、同部原発の限局性病変は BCL2（B-cell/CLL lymphoma 2）再構成および変異を欠くところから、FL とは異なる可能性がある（FL でなく follicle-center lymphoma と呼ばれる）。

FL の診断に際しては、鑑別対象として非腫瘍性病変（特に反応性濾胞過形成 reactive follicular hyperplasia; RFH）および他のリンパ腫（多くの場合は B 細胞性）が挙げられる。他の小型 B 細胞腫瘍（広義）では時に高悪性度リンパ腫へのトランスフォーメーションの有無が問題となるが、FL では古くから grading が設けられているため、そうなることは少ない（後述）。

診断病理学

❶ 反応性リンパ濾胞

リンパ濾胞は B 細胞が二次（抗原依存性）分化する場所であり、骨髄で負の選択により一次分化を完了した B 細胞は、リンパ濾胞のマントル帯を経て濾胞胚中心に入り、濾胞樹状細胞（follicular dendritic cell; FDC）により提示された抗原に反応して増殖を開始する。この細胞は胚中心芽細胞（centroblast）と呼ばれ、分子生物学的にはこの過程で、再構成免疫グロブリン（Ig）遺伝子（IG）の体細胞変異を起こし、その結果抗原への親和性が高い Ig を産生できる（体細胞変異に成功した）B 細胞は明帯に移動して胚中心細胞（centrocyte）となる（正の選択）。そしてそれらの大半は記憶 B 細胞として濾胞辺縁帯に移動し、一部は形質細胞となって全身諸臓器に分布する。最近では胚中心細胞の一部は再び中心芽細胞に戻ることが指摘されている[1]。一方、再構成 IG の体細胞変異の結果、抗原に対して親和性の低い Ig しか産生できなくなった（体細胞変異に失敗した）B 細胞は、アポトーシスによって死滅する。

以上の B 細胞の二次分化過程は、形態学的にある程度観察可能であり、胚中心に絞って説明する（**図 1 A, C, E**）。胚中心に入り抗原刺激により分裂する B 細胞は、胚中心内でリンパ節被膜とは反対側に分布し、サイズ以外は芽球の形態（微細顆粒状核クロマチン、核小体、狭い好塩基性胞体）を呈するため、弱拡では暗く見える（暗帯を構成する）。そこでは当然ながら核分裂像が増加し、さらに体細胞変異に失敗して死滅した B 細胞由来のアポトーシス体を貪食したマクロファージ（核片貪食マクロファージ tingible body macrophage; TBM）が目立つようになる。体細胞変異に成功した B 細胞は胚中心の被膜側に移動し、非芽球形態（粗造な網状クロマチン、核小体不明、比較的広い染色性に乏しい胞体）となり、弱拡では明るく見える（明帯を構成する）。胚中心のこのような生理的形態（暗帯と明帯の区分および被膜に対する位置、TBM が暗帯のみに分布）は、"胚中心の極性が保たれている"と表現され、腫瘍でなく反応性変化であることを示唆する重要な所見である。この所見に、マントル帯の幅が被膜側で広いという特徴を加え、"リンパ濾胞の極性が保たれている"と表現されることもある。

❷ FL

免疫組織染色が一般化する以前は、FL と RFH の鑑別のための幾つかの形態学的特徴が、成書によっては表にしてまとめられていた。その中で FL 寄りの所見として、弱拡では均一なサイズの結節によるリンパ節の占拠および被膜外への波及、中・強拡では胚中心の極性消失、核分裂像および TBM の著減あるいは消失、マントル帯の消失、などが挙げられていた（**図 1 B, D, F**）。しかし、t (14;18) およびそれに続く BCL2 の発見により、BCL2 の免疫組織染色が可能となった[2] 結果、マントル帯残存あるいは大小不同の目立つ結節からなる FL も稀ではないことが確認され、形態学的診断基準が修正された。その中で、核分裂像および TBM の著減あるいは消失は、現在でも多くの場

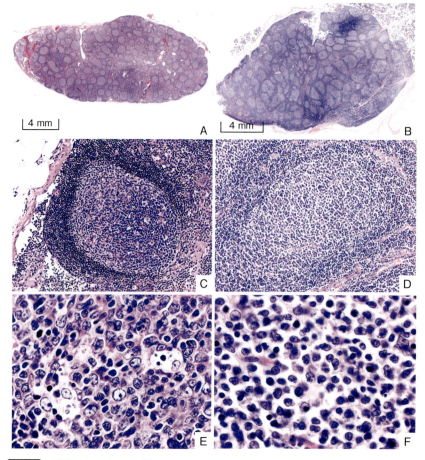

図1　RFHとFL（HE染色）
ルーペ像：リンパ節の肉眼的形状は、反応性病変では楕円形、リンパ腫では円形（従って立体像は球形）に近い傾向があり、RFH（A）およびFL（B）も該当する。
弱拡：過形成濾胞（C）と腫瘍性濾胞（D）とでは、胚中心とマントル帯の境界が明瞭／不明瞭、暗帯と明帯の区分が明瞭／不明瞭、核片（アポトーシス体）貪食マクロファージ（TBM）が暗帯に存在／胚中心全般で不明、マントル帯が被膜側で幅広い／そういう特徴なし、などの違いがある。因みに胚中心の極性とは暗帯と明帯の区別を意味するが、リンパ濾胞の極性というと、これにマントル帯の幅が加わる。
強拡：反応性濾胞（E）では胚中心暗帯は中心芽細胞に富む。一方、腫瘍性濾胞（F）では細胞組成は症例により異なるがTBMはまずみられない（本例は胚中心細胞類似の中型細胞からなるgrade 1のFL）。

合FLとの診断に有用であるが、その逆でもリンパ腫の場合がある（後述）。なお、BCL2の免疫染色判定際しては、FLでもBcl2陰性例があることならびにBcl2陽性の反応性T細胞（おもに濾胞ヘルパーT細胞）に富むFLおよびRFH例があることに注意を要する。

現在、FL病理診断に際して一般的に用いられる免疫組織染色の標的分子として、CD20（B細胞性の確認とリツキシマブ使用の保険適用）、CD10/Bcl6（胚中心細胞マーカー）、CD21/CD23/CD35（FDCの存在）、Bcl2（胚中心B細胞にBCL2再構成があることの確認）、およびKi67（低陽性率なら腫瘍。高陽性率なら反応性というパラドックス）（図2）が挙げられる。しかし、これらではカバーできない症例もあるため、比較的新しい標的分子として、GCET1、HGAL/GCET2、LMO2、LLT, stathmin/OP18 などがある。

3 FLのgradingとリンパ腫のトランスフォーメーション

FLでのトランスフォーメーション判定の有無については、中心芽細胞の出現割合に基づくgradingが有効である。し

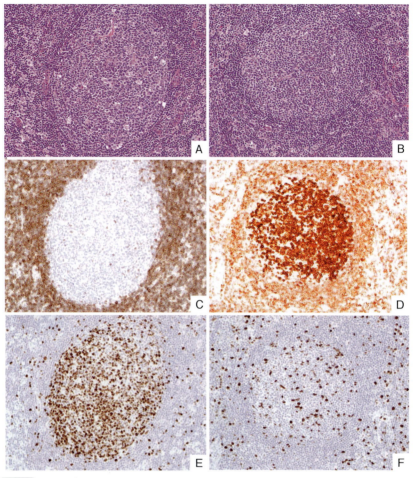

図2 RFH と FL
HE 染色：この反応性濾胞（A）では、図1Cのような胚中心およびマントル帯の極性はみられず、切れ方による可能性あるいは胚中心については中心芽細胞過形成によるものと考えられる。一方腫瘍性濾胞（B）では極性も TBM もみられない。
免疫組織染色：Bcl2 タンパクは反応性濾胞で陰性（C）、腫瘍性濾胞で陽性（D）であり、このタンパクが強陽性である場合 grade1 のことが多い。Ki67 陽性率は反応性濾胞で高く（E）、腫瘍性濾胞で低い（F）。増殖細胞が少ないため腫瘍、多いため反応性という、他臓器の増殖性病変とは逆のパターンは、2段階分化をとるリンパ球系増殖性病変の特徴である。

かし、その病理医間での一致率は必ずしも高くなかったため、grading は血液リンパ球様腫瘍（hematolymphoid tumors）に関する WHO 分類第5版（WHO-5）ではオプショナルとされ、Grade 3B は大細胞型 FL として亜型とされた[3]。

4 他の小型 B 細胞リンパ腫との鑑別

広義の小型 B 細胞リンパ腫に属するいずれの病型も、増殖パターンが純にびまん性を呈することは、あるとしても稀であり、ほとんどの場合、いずれも不明瞭な結節状増殖を呈する。従ってこれらと FL との鑑別は形態学的には困難な場合があり、免疫表現型検索が有用である。

FL に関連する幾つかの病型

造血器およびリンパ系腫瘍（tumors of hematopoietic and lymphoid tissues）に関する WHO 分類改訂第4版（WHO-4R）では iFN、十二指腸 FL、および精巣 FL の3病型は、亜型として FL に含まれていたが、小児の FL は別枠で扱われていた。一方 WHO-5 では iFN と十二指腸 FL も別枠で扱われることとなったが、精巣 FL に関しては言及されていない[3]（発生部位以外は小児 FL に類似している

ためかもしれない）。その一方でWHO-5では形態学的亜型として、非定型的細胞形態（リンパ芽球様あるいは大型中心細胞像）をもつFL、びまん性増殖優位のFL、および濾胞性大細胞型B細胞リンパ腫が設けられ、これら以外がclassic FL（cFL）と呼ばれることがある[3]。これらについては、概要を記載するにとどめる。因みにHodgkinリンパ腫でも用いられる"classic"の意味は、"古典的"でなく"従来の"である。

1 iFN

FLを多段階発癌の観点から区分すると、IGH::BCL2をもつ前B細胞の出現、これらがリンパ節に分布して形成されるiFN（図3A, C, E）、部分的FL（図3B, D, F）、cFL、濾胞性大細胞型B細胞リンパ腫、およびDLBCLとなる。iFNは、かつてはin situ FLと呼ばれたが、そのうちcFLに進展するのはごく一部であることが明らかとなり、この名称に変更されWHO-5に至っている。筆者らはcFLと診断された患者のうち、リンパ節郭清を伴う悪性腫瘍摘除術を受けた既往のある患者4例全例の、郭清されたリンパ節にiFNのあることを見出し、さらにそのうちPCR増幅が可能であった1例では、当時のiFNと現在のcFLとが同じクローンであることを確認した[4]。因みに、リンパ腫のほ

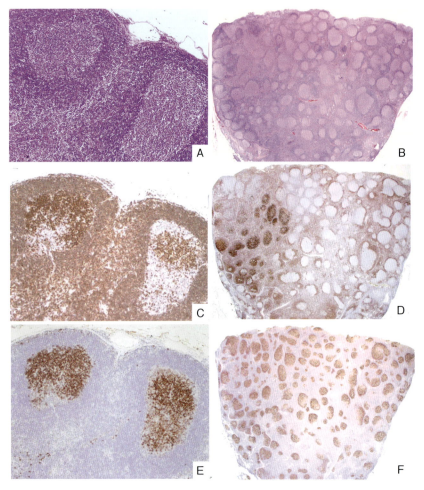

図3 iFN（A,C,E）と部分FL（B, D, F）
In situ 濾胞性腫瘍では胚中心は非腫瘍性濾胞と変わらないマントル帯をもつが、胚中心に極性はなく、TBMはほとんどみられない（A）。胚中心細胞の大半はBcl2陽性ながら、陰性の領域もある（C）。CD10は胚中心細胞に陽性ながら、他の部分では陽性細胞は少数散在する程度である（E）。部分FLでは、弱拡ではリンパ濾胞が比較的均一に分布しているが、左側がやや暗く見える（B）。Bcl2は胚中心のうち暗く見える部分に陽性、その他の部分では陰性である（D）。背景のCD21陽性濾胞樹状細胞メッシュワークは、腫瘍部と非腫瘍部とで変わりはない（F）。

とんどは腫瘤を形成するが固形腫瘍とはみなされない。そのような腫瘍に"in situ"という特徴づけが初めてなされたのは、単球様B細胞リンパ腫（現在の濾胞辺縁帯リンパ腫に含まれる）である。そしてiFNに続いて形質芽細胞性微少リンパ腫および in situ マントル細胞リンパ腫も提唱され、後者は in situ マントル細胞腫瘍として分類枠に設けられた。

2 十二指腸FL

FLにおいては t（14;18）、BCL2ともに日本人により発見されたが、十二指腸FLを発見したのも日本人である。それまでこのリンパ腫は、欧米では偽リンパ腫、日本ではreactive lymphoid hyperplasiaと呼ばれ、リンパ腫とは見なされていなかった。本リンパ腫について画像を提示した（図4）が、詳細は発見者による総説[5]を参照されたい。

3 小児のFL

この項の冒頭で、FLは基本的に成人に発生するリンパ腫としたが、稀に小児にも発生することが示された。しかし、このリンパ腫は年齢以外の臨床像も血液病理学的所見もcFLとは異なる［鼠径部リンパ節に多く、腫瘍性濾胞の形態および免疫表現型が異なり、t（14;18）を伴うことはあるとしても稀、など］。本リンパ腫のように、核分裂像が目立ちTBMが増加するものの、反応性でなく腫瘍性である病型（図5）として、他に IRF4（interferon regulatory factor 4）再構成を伴う大細胞型B細胞リンパ腫および1p36欠失を特徴とするリンパ腫（CD23陽性で鼠径部リンパ節に好

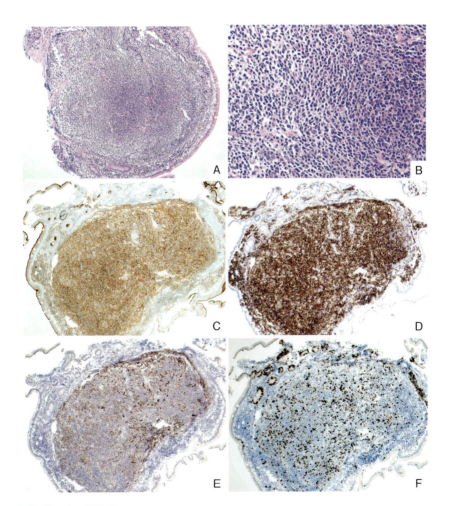

図4 十二指腸FL
粘膜固有層に腫大したリンパ球結節がみられ（A）、もっぱら小型細胞（中心細胞）からなる（B）。これらはCD10陽性（C）、Bcl2陽性（D）であり、CD21陽性濾胞樹状細胞メッシュワークは結節の辺縁部に分布する（E）。Ki67陽性率は低い（F）。CD10陽性細胞が結節外にも多数みられる所見（C）は、診断にとって重要である。

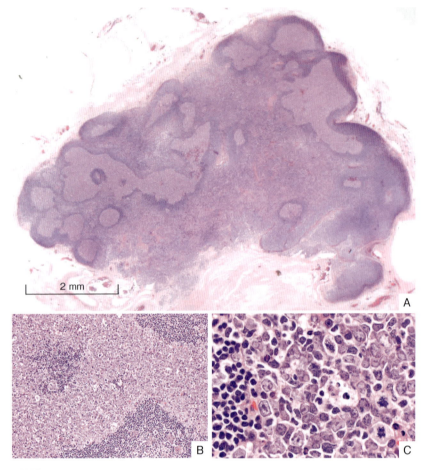

図5 小児FL
ルーペ像（A）では、反応性リンパ濾胞に類似の結節に加え、"蛇状（serpentine）"と形容される極めて不整な構造がみられる。これらのいずれもが本来のマントル帯を伴っており（B）、強拡大では中心芽細胞形態の大型細胞が目立ち、核分裂像は増加しており、TBMを伴っている（C）。このような強拡大の像は、中心芽細胞/中心細胞の極性がみられない以外は、反応性胚中心の特徴である。*IRF4* 再構成を伴う大細胞リンパ腫との鑑別が問題となるが、本例ではIRF4/MUM1 タンパク陽性細胞は少数であった。

発）があり、反応性と誤解釈しないよう注意が必要である。

4 非定型的細胞像をもつFL

稀にリンパ芽球様細胞あるいは大型胚中心細胞（large centrocyte）の増殖からなるFLがある。これらではKi67陽性率が高く、MUM1陽性で、*BCL2*再構成のみられることは少ない。MUM1強陽性の場合は*IRF4*再構成を伴う大細胞型B細胞リンパ腫を除外する必要がある。なお大型胚中心細胞は、DLBCL-NOS（not otherwise specified; 非特異型）の形態学的な中心芽細胞亜型の中に含まれる、多分葉細胞（multilobated cells）に関連すると考えられる。

5 びまん性増殖優位のFL

十分量の組織を検索しても結節状パターンおよび背景にFDCメッシュワークがないFLである。鼠径部に大型腫瘤形成する傾向があるが限局性で、予後良好である。血液病理学的には胚中心細胞主体で、CD23陽性、CD10陽性または陰性で、t (14;18) はみられない。cFL（特にgrades 1 and 2）は、FDCがないと増殖できない（自立性増殖とはいえないので真の腫瘍ではない）というのが通説であるが、この型は例外かもしれない。

6 濾胞性大細胞型B細胞リンパ腫

WHO-4RまでのFL Grade 3Bに相当する亜型で、臨床的および生物学的にDLBCLに近く、*BCL2*再構成の頻

度は低い。

(中村 直哉、中峯 寛和)

【文献】
1) Kennedy DE, Clark MR：Compartments and connections within the germinal center. Front Immunol 2021；12：659151.
2) Ngan BY, Chen-Levy Z, Weiss LM, et al.：Expression in non-Hodgkin's lymphoma of the bcl-2 protein associated with the t(14;18) chromosomal translocation. N Engl J 1988；318：1638-1644.
3) Xerri L, Ardeshna KM, Davies AJ, et al.：Follicular lymphoma. In：the WHO classification of tumours editorial board, ed. haematolymphoid tumours, 5th ed. Lyon, IARC 2024：423-433.
4) Morita K, Nakamine H, Nakai T, et al.：A retrospective study of patients with follicular lymphoma (FL). Identification of in situ FL or FL-like B cells of uncertain significance in lymph nodes resected at the time of previous surgery for carcinomas. J Clin Pathol 2015；68：541-546.
5) Yoshino T, Takata K, Tanaka T, et al.：Recent progress in follicular lymphoma in Japan and characteristics of the duodenal type. Pathol Int 2018；68：665-676.

コラム　濾胞性リンパ腫の腫瘍細胞は濾胞間にも分布する

　濾胞性リンパ腫（FL）を鏡検すると、濾胞にばかり目を奪われるが、実は FL の腫瘍細胞は、濾胞間にも分布する。Dogan らは、FL の濾胞間に分布する B 細胞も腫瘍であり、濾胞内の B 細胞と同じクローンであることを証明した[1]。概して濾胞間の B 細胞は小型で、類円形核をもつことが多く、気付きづらいといえる。免疫組織化学を詳細にみると、濾胞間の CD20 陽性 B 細胞は、BCL2 は濾胞内と同じように陽性になるが、CD10、BCL6 は濾胞内に比べて弱いことが多く、特に MIB1 陽性率は異なり、濾胞間でかなり少ない[2]。この理由は、FL の腫瘍性 B 細胞は、濾胞胚中心と濾胞間を循環しており[3]、濾胞内で増生し、濾胞間では休止期に入っていると理解できる。休止期に入っている細胞が多ければ、conventional な多剤併用化学療法は有効性が高くないことも頷ける。BCL2 遺伝子転座をもつような、FL の大部分は、濾胞間にも B 細胞が多い。一方、BCL2 遺伝子転座を持たず、BCL6 遺伝子転座をもつような FL は濾胞間に B 細胞が少ない症例が多い[2]。BCL2 遺伝子転座はなく、濾胞間に腫瘍細胞が少ないものが形態学的には真の濾胞性リンパ腫で、BCL2 転座を示すものは、FL というよりは、BCL2 遺伝子転座型低悪性度 B 細胞リンパ腫と言えるのかもしれない。FL にも heterogeneity があるのである。

［文献］
1) Dogan A, Du MQ, Aiello A, et al.：Follicular lymphomas contain a clonally linked but phenotypically distinct neoplastic B-cell population in the interfollicular zone. Blood 1998；91：4708-4714.
2) Ikoma H, Miyaoka M, Hiraiwa S, et al.：Clinicopathological analysis of follicular lymphoma with BCL2, BCL6, and MYC rearrangements. Pathol Int 2022；72 (6)：321-331.
3) Küppers R, Stevenson FK：Critical influences on the pathogenesis of follicular lymphoma. Blood 2018；131：2297-2306.

(中村 直哉)

7. 分子生物学の概要

はじめに

濾胞性リンパ腫（follicular lymphoma；FL）の 80 ～ 90 ％には t（14;18）（q32;q21）が認められる[1]。転座によって 18 番染色体上の *BCL2* 遺伝子が 14 番染色体上の *IGH* 遺伝子に近接して発現が亢進する[2,3]。BCL2 蛋白は抗アポトーシス作用を示し、転座を獲得した B 細胞は寿命が延長し FL 発症に至ると考えられる。

FL の細胞起源

FL の病理形態は二次濾胞の胚中心に類似し、腫瘍細胞は胚中心の centrocyte に類似する小～中型の細胞と、centroblast に類似する大型の細胞からなる。免疫形質は胚中心 B 細胞マーカーの CD10 と BCL6 陽性である。これらの細胞の *IGHV* 遺伝子には、顕著な体細胞高頻度突然変異と、変異が進行中であることを示すクローン内多様性が認められることも胚中心 B 細胞に類似している[4,5]。しかし、次に述べるように t（14;18）（q32;q21）は B 細胞分化の初期段階で生じると考えられている[1]。

t（14;18）（q32;q21）/*IGH::BCL2* 転座

t（14;18）（q32;q21）は 14 番染色体 q32 バンドと 18 番染色体 q21 バンドの間で生じる相互転座で、G バンディングでは 14q＋染色体 [der（14）t（14;18）（q32;q21）] と 18q－染色体 [der（18）t（14;18）（q32;q21）] として容易に認識することができる（図 1A）。*IGH/BCL2* dual fusion プローブを用いた FISH では、14q＋と 18q－が *IGH::BCL2* 癒合シグナルによってラベルされる（図 1B）。頻度は低いが、*IGK*、*IGL* 遺伝子とのバリアント転座（t（2;18）（p11;q21）と t（18;22）（q21;q11））を認めることもある[1]。

BCL2 遺伝子は 3 つのエクソンからなり、第 2 エクソンと第 3 エクソンが BCL2 蛋白をコードする（図 2A）。18q21/*BCL2* 上の転座切断点は、第 3 エクソンの蛋白コード領域の下流（major breakpoint region；MBR）、第 3 エクソンの下流（3′ MBR）、第 3 エクソンの 26 kb 下流（minor cluster region；mcr）、3′ MBR と mcr の中間（5′ mcr ま

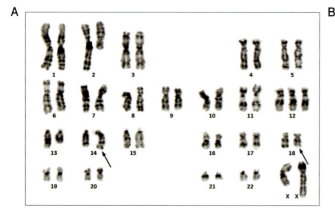
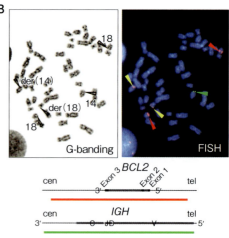

図 1 t（14;18）（q32;q21）/*IGH::BCL2* の染色体分析

A：G バンディング核型。矢印は t（14;18）（q32;q21）を示す。核型は 47,XX,add（X）（q28）,del（2）（q13）,del（9）（p22）,＋12,del（13）（q14q22）,t（14;18）（q32;q21）。

B：*IGH-BCL2* dual fusion probe を用いたメタフェーズ FISH。14 番染色体は *IGH* の green signal、18 番染色体（本例では 2 コピー）は *BCL2* の red signal、der（14）と der（18）染色体は *IGH::BCL2* を示す yellow signal でラベルされている。

（著者作成）

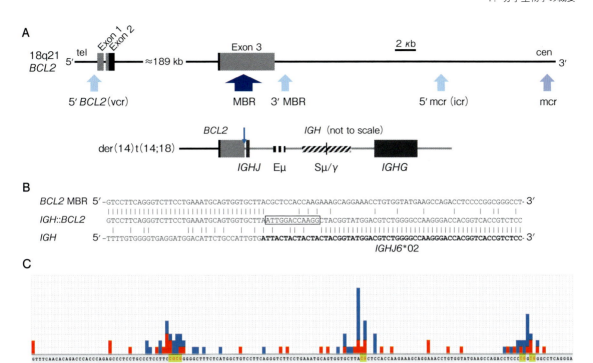

図2 *BCL2* の転座切断点
A：*BCL2* と *IGH::BCL2* の遺伝子構造を示すシェーマ。
B：*IGH::BCL2* 接合部の塩基配列。縦線は相同であることを示す。□は接合部に挿入された N セグメント。
C：MBR 領域の転座切断点。縦軸は症例数（赤は日本人、青は米国人）。CpG 配列を黄色で示す。

（著者作成）

たは intermediate cluster region; icr）に集中する[6]。第1エクソン上流の variant cluster region（vcr）にはバリアント転座の切断点が集中する[7]。一方、14q32/*IGH* 側の切断点は *IGHJ* セグメントにある。t (14;18) (q32;q21) の結果、蛋白コード領域を含む *BCL2* 遺伝子が *IGHJ* セグメントの上流に同じ向きに結合する（**図2A**）。*IGH* の下流はしばしば *IGHG* または *IGHA* にクラススイッチしている (allelic paradox)[1]。*IGH::BCL2* 結合部では、*IGHJ* セグメントの 5' 側の塩基の欠損と N セグメントの挿入が認められる（**図2B**）。これらの構造は *IGH* の D-J 接合部の構造に類似することから、t (14;18) (q32;q21) は *IGH* の VDJ 再構成のエラーによって生じると考えられる[8]。すなわち、t (14;18) (q32;q21) /*IGH::BCL2* は骨髄中の pro-B または pre-B 細胞で獲得されるのであろう[1〜3]。

MBR は約 150 bp の領域で、この領域には古典的な heptamer-spacer-nonamer 再配列シグナルシークエンスは認められない。M.R. Lieber らは、MBR 内の 3 つの切断点集中領域には CpG が 1 つないし 2 つあり（**図2C**）、CpG の C（シチジン）が AID (activation-induced cytidine deaminase) の標的となって U（ウラシル）に置換され、U：G ミスマッチを生じることによって DNA の二重鎖切断をきたすことを提唱した[9]。Lieber らによれば、*IGH* 側の切断は RAG (recombination-activation gene) が、*BCL2* 側の切断は AID が担うという[9]。

BCL2 蛋白の機能

アポトーシスの経路は、細胞死受容体から開始される経路と、ミトコンドリアを介する経路に分かれるが、BCL2 は後者にかかわる中心的な分子である。BCL2 に類似した蛋白は、BCL2 を含むマルチドメイン抗アポトーシスサブファミリー、マルチドメイン向アポトーシスサブファミリー、BH3 ドメインのみからなる向アポトーシスサブファミリーの 3 つに分類される。向アポトーシス蛋白が活性化されると、ミトコンドリア外膜の透過性が亢進し、膜間腔に存在するシトクロム c が漏出し、カスパーゼが活性化され細胞死に至る。逆に、抗アポトーシス蛋白は、外膜の透過性亢進を阻害する。従って、向アポトーシス蛋白と抗アポトーシス蛋白の相対的な存在比が細胞のアポトーシスに対する感受性を規定している[10]。

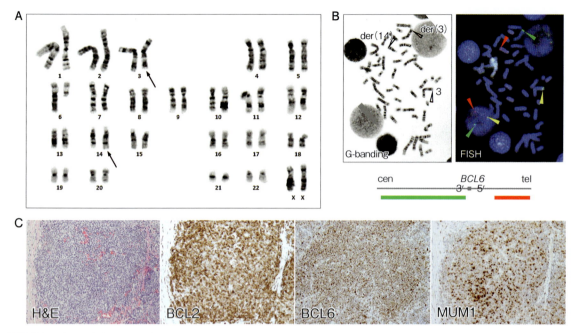

図3 t(3;14)(q27;q32)/IGH::BCL6 を認めた濾胞性リンパ腫
A：G バンディング核型。矢印は t(3;14)(q27;q32) を示す。核型は 46,XX,t(3;14)(q27;q32),del(6)(q11)。
B：BCL6 break-apart probe を用いたメタフェーズ FISH。3 番染色体は BCL6 を示す yellow (Y) signal、der (3) はセントロメア側の green (G) signal、der (14) はテロメア側の red (R) signal でラベルされている。左下の核は 1G1RY のシグナルパターンを示している。
C：リンパ節生検の病理組織。FL grade 3A の病理形態を示し、BCL2、BCL6、MUM1 陽性である。

（著者作成）

胚中心に侵入した B 細胞は著しく増殖し、免疫グロブリン遺伝子には体細胞超変異が導入される。これらの細胞の大半はアポトーシスをきたして死滅するが、高親和性の抗体を発現した細胞が選択されメモリー B 細胞や形質細胞に分化する。一方、t(14;18)(q32;q21) を獲得し、BCL2 を高発現した B 細胞はアポトーシスをきたすことなく生存し FL 発症の端緒となるが、FL 発症に至るまでには、t(14;18)(q32;q21) と BCL2 の発現亢進だけでなく、多くの遺伝子変異やがん微小環境との相互作用を必要とすると解釈されている[1～3]。

3q27/BCL6 再構成

FL の 5～15 % の症例では 3q27/BCL6 の再構成が 18q21/BCL2 転座と併存または単独で認められる。前者の病理形態や病態は t(14;18)(q32;q21) 単独陽性の FL とかわることはない[11]。一方、後者では多くの症例で t(3;14)(q27;q32)/IGH::BCL6 を認める（**図3**）。病理形態はグレード 3B の頻度が高く、CD10 陰性、IRF4/MUM1 陽性を示すことがある[12]。

トランスフォーメーション、MYC/BCL2 ダブルヒット

FL の約 15 % の症例は年間 1～2 % の頻度で高悪性度リンパ腫にトランスフォームする（histologic transformation; HT）[13]。病理形態はびまん性大細胞型 B 細胞リンパ腫の頻度が最も高く、濾胞構造は消失し、Ki-67 インデックスは高値を示す。4 分の 1 の症例は MYC/BCL2 ダブルヒットリンパ腫に相当する変異を獲得する（**図4**）[14]。リンパ芽球性リンパ腫の細胞形態を示すこともある。HT に関係する危険因子として、免疫染色の CD10 陰性と IRF4/MUM1 陽性[14]、遺伝子変異では TP53[15]、BCL6[16]、BCL2[17] の体細胞変異が指摘されている。HT 症例の多くは germinal center B-cell-like フェノタイプを示す[14]。

おわりに

FL では腫瘍発生の基盤となる染色体・遺伝子変異が判明している。発症初期は緩慢な経過を示すものの、いずれ高悪性度リンパ腫にトランスフォームするが、これらの過程

7. 分子生物学の概要

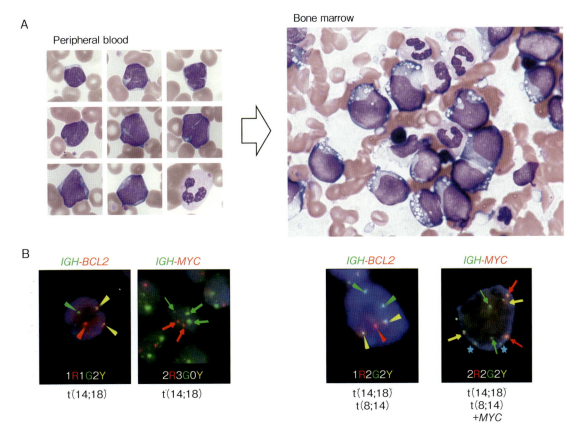

図4 末梢血はFL、骨髄は高悪性度B細胞リンパ腫の細胞形態を示した症例
A：細胞形態（ライト染色）。末梢血では核に切れ込みの入った中型のFL細胞（右下端は好中球）、骨髄では細胞質に空胞を伴う大型のバーキットリンパ腫・白血病様の腫瘍細胞を認める。両者は共通の*IGH::BCL2*配列を有していた。
B：*IGH-BCL2*と*IGH-MYC* dual fusion probeを用いた間期核FISH。末梢血ではt（14;18）（q32;q21）陽性、t（8;14）（q24;q32）陰性のシグナルパターン、骨髄ではt（14;18）（q32;q21）陽性、t（8;14）（q24;q32）陽性、*MYC*コピー数3個のシグナルパターンを示した。星印はプローブに含まれるCEP 8のblue signal。

（著者作成）

に該当する遺伝子変異の解明もすすんでいる。FLは悪性リンパ腫の発症と進展・増悪を研究するうえで最適のモデルといえるだろう。

ここにも注目　FLの*TP53*変異

*TP53*癌抑制遺伝子の変異はヒトがんの中で最も高頻度に見られる遺伝子異常である。FLではHT症例で頻度が高い。市川らはPCR/single-strand conformation polymorphism（SSCP）法を用いてFLを含むB細胞リンパ腫の9例に*TP53*変異を認め、大半がミスセンス変異であることを初めて報告した[18]。

（大野 仁嗣）

[文献]
1) Xerri L, Kridel R, Ardeshna KM, et al.：Follicular lymphoma. The WHO Classification of Tumours Editorial Board. Haematolymphoid Tumours. 5th ed. Lyon: International Agency for Research on Cancer 2024：pp423-433.
2) Küppers R, Stevenson FK：Critical influences on the pathogenesis of follicular lymphoma. Blood 2018；131：2297-2306.
3) Carbone A, Roulland S, Gloghini A, et al.：Follicular lymphoma. Nat Rev Dis Primers 2019；5：83.
4) Aarts WM, Bende RJ, Steenbergen EJ, et al.：Variable heavy chain gene analysis of follicular lymphomas：correlation between heavy chain isotype expression and somatic mutation load. Blood 2000；95：2922-2929.
5) Bahler DW, Campbell MJ, Hart S, et al.：Ig VH gene expression among human follicular lymphomas. Blood 1991；78：1561-1568.
6) Akasaka T, Akasaka H, Yonetani N, et al.：Refinement of the BCL2/immunoglobulin heavy chain fusion gene in t（14;18）（q32;q21）by polymerase chain reaction amplification for long targets. Genes Chromosomes Cancer 1998；21：17-29.
7) Adachi M, Tefferi A, Greipp PR, et al.：Preferential linkage of bcl-2 to immunoglobulin light chain gene in chronic lymphocytic

8) Küppers R, Dalla-Favera R：Mechanisms of chromosomal translocations in B cell lymphomas. Oncogene 2001；20：5580-5594.
9) Lieber MR：Mechanisms of human lymphoid chromosomal translocations. Nat Rev Cancer 2016；16：387-398.
10) Cory S, Adams JM：The Bcl2 family：regulators of the cellular life-or-death switch. Nat Rev Cancer 2002；2：647-656.
11) Gollub W, Stassek B, Huckhagel T, et al.：BCL6-translocations affect the phenotype of follicular lymphomas only in the absence of t (14;18) IgH/BCL2. Anticancer Res 2009；29：4649-4655.
12) Karube K, Guo Y, Suzumiya J, et al.：CD10-MUM1+ follicular lymphoma lacks BCL2 gene translocation and shows characteristic biologic and clinical features. Blood 2007；109：3076-3079.
13) Link BK, Maurer MJ, Nowakowski GS, et al.：Rates and outcomes of follicular lymphoma transformation in the immunochemotherapy era：a report from the University of Iowa/MayoClinic Specialized Program of Research Excellence Molecular Epidemiology Resource. J Clin Oncol 2013；31：3272-3278.
14) Kridel R, Mottok A, Farinha P, et al.：Cell of origin of transformed follicular lymphoma. Blood 2015；126：2118-2127.
15) Lo Coco F, Gaidano G, Louie DC, et al.：p53 mutations are associated with histologic transformation of follicular lymphoma. Blood 1993；82：2289-2295.
16) Lossos IS, Levy R：Higher-grade transformation of follicle center lymphoma is associated with somatic mutation of the 5′ noncoding regulatory region of the BCL-6 gene. Blood 2000；96：635-639.
17) Correia C, Schneider PA, Dai H, et al.：BCL2 mutations are associated with increased risk of transformation and shortened survival in follicular lymphoma. Blood 2015；125：658-667.
18) Ichikawa A, Hotta T, Takagi N, et al.：Mutations of p53 gene and their relation to disease progression in B-cell lymphoma. Blood 1992；79：2701-2707.

8. 分子生物学の近年の進歩

はじめに

濾胞性リンパ腫（follicular lymphoma; FL）の分子生物学的特徴を端的に述べるとしたら、「緩徐な増殖活性」、「遺伝学的多様性」、そして「豊富な非腫瘍性免疫細胞からなる腫瘍微小環境の形成」であると考えられる。本稿では、FL の緩徐進行性や多様性を説明しうる腫瘍発生モデルについて概説したうえで、近年発達した全ゲノムシークエンス技術および一細胞解析技術がもたらした FL の遺伝学的特徴と自然経過や免疫微小環境との関連性について概説する。

FL の多段階発生モデル

t(14;18)(q32;q21)/*IGH*::*BCL2* は、アポトーシス抑制性 BCL2 ファミリー遺伝子である *BCL2* の過剰発現を来すことで細胞にアポトーシスからの逃避能をもたらすが、一方で *BCL2* の過剰発現自体はいわゆる "driver mutation（＝単独で細胞の腫瘍化を来す変異）" ではなく[1,2]、FL の発生には他の遺伝子変異や染色体異常が必要であることが示唆されていた。実際に、健常人の末梢血においても t(14;18) 陽性細胞は解析集団のおよそ 50％に観察されるが[3]、そのほとんどが一生のうちに FL を発症しないことが疫学調査から明らかとなり、FL の発生メカニズム解明が最近 10 年間の大きなトピックとなった。

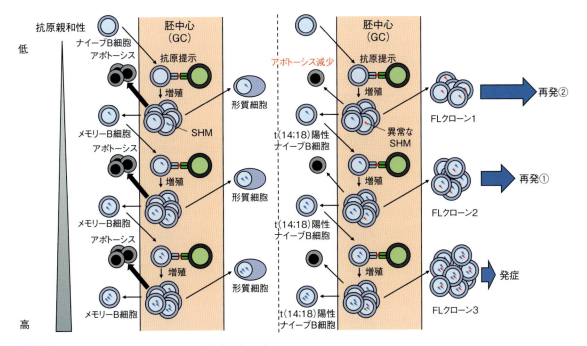

図1 胚中心（GC）における FL の多段階発生モデル

ナイーブ B 細胞はリンパ節中の GC にて濾胞ヘルパー T 細胞からの抗原提示と B 細胞受容体による抗原認識によって活性化すると、細胞増殖を来しつつ体細胞高頻度突然変異（SHM）による抗体可変領域の最適化が行われる。活性化 B 細胞の一部はエフェクター B 細胞（形質細胞）として炎症局所へ動員され、また一部は次回の抗原暴露に備えて免疫記憶を担当するメモリー B 細胞となる。その他多く（50％以上）の活性化 B 細胞はアポトーシスへ誘導されることで、B 細胞ホメオスタシスが保たれている。一方で t(14;18) 陽性 B 細胞が抗原刺激を受けて増殖した場合、BCL2 の過剰発現によってアポトーシスが阻害され B 細胞の生存能が向上することによって、1 つの細胞がより高頻度に SHM の影響を受けることとなる。その過程で、腫瘍化に関与する様々な遺伝子へ異常な（aberrant）SHM が導入されることによって、FL のクローンが形成される。繰り返しの抗原暴露によって多くのクローンが形成されることで、FL の遺伝学的多様性が生み出されることとなる。

FLの細胞起源（cell of origin; COO）である胚中心（germinal center; GC）B細胞は、CD4陽性T細胞からの活性化刺激を受けて増殖すると同時に、産生する抗体の抗原認識部位（可変領域）が抗原に対してより高い親和性を獲得するために極めて高い頻度で点変異を生じることで知られる。この現象は体細胞高頻度突然変異（somatic hypermutation; SHM）として知られ、activation-induced cytidine deaminaseと呼ばれる細胞内酵素によって引き起こされる[4]。活性化したGCB細胞の一部は形質細胞として大量の抗体産生を行うことで現行の抗原暴露に対する液性免疫系の活性化に寄与し、また他の一部はメモリーB細胞として次回以降の抗原暴露に備える免疫記憶を担う。その他多く（約半数以上）のGCB細胞は抗原との低い親和性から形質細胞やメモリーB細胞に至ることなくアポトーシスによって排除され[5]、B細胞の選択と淘汰が行われる（**図1左側**）。選択されたメモリーB細胞は次なる抗原暴露の際にGC領域に再動員（re-entry）されて抗原刺激を受けることにより、非メモリーB細胞と比較して迅速に形質細胞等のエフェクターB細胞として液性免疫に寄与することが可能となる。このGCにおけるB細胞ホメオスタシスで重要な役割を示しているのがアポトーシスによる淘汰であるが、t(14;18)陽性細胞はBCL2によるアポトーシス逃避能を獲得しているため淘汰されず、経時的に繰り返される抗原刺激によって反復的にGCへ動員され、正常B細胞と比較してより多くのSHMを受ける機会を得るため、その結果としてゲノム不安定性（genomic instability）を生じることで、異常な（aberrant）SHMによる付加的な遺伝子変異や染色体異常によって多段階的に腫瘍化を来す（**図1右側**）。またFLは同一個体内においても多様な遺伝学的背景を持つ（heterogeneity）ことで知られているが[6]、その機序はSHMによる変異導入パターンは細胞毎でランダムであり、結果として複数のFLクローンを生み出されることから説明がつく（**図1右側**）。この多段階発生モデル（stepwise model）が現在ではFLの腫瘍発生モデルとして最も広く受け入れられている。

FLの遺伝学的背景と組織学的形質転換

　FLは緩徐な腫瘍増殖を特徴とするが、経過中10～60％の症例において、ゲノム不安定性に起因する遺伝子異常の蓄積によって、より増殖活性の強いびまん性大細胞型B細胞性腫瘍（diffuse large B cell lymphoma; DLBCL）へ組織学的形質転換（histological transformation; HT）を来す[7]。一般的にHTを来した

表1 FLとDLBCLにおいて高頻度に変異が蓄積する遺伝子

FL	DLBCL
VMA21	DTX1
ATP6AP1	SOCS1
CREBBP	BCL6
ATP6V1B2	HIST1H1C
RRAGC	PCLO
BCL2	BTG1
KMT2D	HIST1H1E
TNFRSF14	TBL1XR1
STAT6	GNA13
POU2AF1	SGK1
EZH2	PIM1
	CCND3
	ITPKB
	HIST1H1B
	BTG2
	TP53
	KLF2
	B2M
	CD79B
	P2RY8
	ACTB
	CD83
	HIST1H1D
	MGA
	WEE1
	MYC
	TMSB4X
	MYD88
	PIM2
	NFKBIA
	TMEM30A
	CD70
	DUSP2
	CD58
	HLA-B
	NOTCH2
	CDKN2A
	GRHPR
	HNRNPD
	IL4R
	INO80
	IRF4
	PRDM1
	XPO1
	ZC3H12A

（文献8より著者作成）

FLの予後は不良であることから、診断時にHTへの移行リスクを評価することは治療方針を策定する上で有益であるが、現在までに臨床的に利用可能な標準化された指標は確立されていない。

近年行われたFLとDLBCLの患者コホートにおける全遺伝子変異解析によって、FLとDLBCLでは異常なSHMにより顕著に変異を生じるゲノム上の領域が異なり（表1）、また当該領域における変異の有無に基づいて、FLはHTを起こすまでにより長い期間を要するconstrained FLと、短期間のうちにHTを引き起こす"DLBCLに近いFL"の2群に明瞭に分けられることが明らかとなった[8]。現在臨床的には特に進行期低腫瘍量FLにおける治療開始基準の最適化が大きな課題となっているが、将来的なHTのリスクによる治療戦略の層別化が重要な点である。

FLのエピゲノム異常と免疫微小環境

FLはDLBCLと比較して豊富な非腫瘍性免疫細胞からなる免疫微小環境の形成が組織学的に認められる。多段階的に蓄積する遺伝子異常がこの免疫微小環境をどのように免疫抑制的な方向へ制御するかについて、近年FLに特徴的なエピゲノム関連遺伝子異常に紐づけた知見が数多く発表され、新規治療の開拓へと結実した。

FLはDLBCLと比較してエピゲノム関連遺伝子に対して高頻度に変異が認められることで知られるが[8〜10]、特にヒストンメチル基転移酵素の*EZH2*および*KMT2D*、またヒストンアセチル基転移酵素の*CREBBP*について、腫瘍微小環境形成への寄与について広く研究が行われてきた。*EZH2*および*KMT2D*は様々な細胞表面抗原や液性因子の発現を変容することにより、FLと微小環境中の濾胞樹状細胞を介して、あるいは直接的に濾胞性ヘルパーT細胞との相互作用（免疫シナプスの形成）を破綻させることで抗腫瘍免疫からの逃避を惹起することが示された[11]。一方で*CREBBP*はクラスII腫瘍組織適合遺伝子複合体（MHC）による抗原提示活性やインターフェロン分泌能を低下させることによって微小環境中の免疫担当細胞の活性化を抑制することが明らかとなった[11]。更に、シングルセル解析によって、FLのクラスII MHC分子の発現量に応じて微小環境中のT細胞のレパートリーはナイーブT細胞を主体とする"幼若"な状態（MHC低発現時）から疲弊CD8陽性T細胞や細胞障害性CD4陽性T細胞を主体とする"疲弊"した状態（MHC高発現時）まで多岐にわたることが示され[12]、エピゲノム遺伝子変異がFLの抗原提示活性や炎症性サイトカイン分泌能を制御することで腫瘍増殖に好条件である免疫抑制的な微小環境を形成していることが明らかとなった。既に*EZH2*阻害剤や免疫調節薬（immunomodulatory drugs）が本邦を含めた世界各地で臨床応用されており、近年のFLをめぐる分子生物学的研究の中でも最も治療成績に貢献した分野であった。

おわりに

FLの多様で複雑な病態生理は数十年に及ぶ地道な分子生物学的解析によって、FLの自然経過と同様"緩徐に"、だが確実に明らかとされつつある。特に一細胞解析技術の革新的な進歩は、多様な細胞からなる複雑な腫瘍微小環境を形成するFLの免疫ネットワークを紐解くにあたって、飛躍的なパラダイムシフトをもたらしたと言っても過言ではないだろう。今後は、積み重ねられた知見をどのように臨床の現場へ還元していくか、基礎研究者と臨床医の間をつなぐ橋渡し研究の更なる発展に期待したい。

ここにも注目　悪性リンパ腫の細胞免疫療法

近年、化学療法、放射線療法、および造血細胞移植に次ぐ第4の治療として、自己のT細胞を活用した細胞治療が開発されている。2023年には、免疫微小環境中に存在する抗腫瘍T細胞の活性化を目的とした新規治療薬として、抗CD3-抗CD20二重特異性抗体（bispecific antibody）であるepcoritamabが承認された。また抗CD19キメラ抗原受容体遺伝子改変T細胞（CAR-T）も複数の製剤が承認されている。いずれも、基礎研究の発展により悪性リンパ腫の免疫微小環境の理解が深まったことによる成果である。

（栁谷 稜）

[文献]

1) Smith KG, Light A, O'Reilly LA, et al.：bcl-2 transgene expression inhibits apoptosis in the germinal center and reveals differences in the selection of memory B cells and bone marrow antibody-forming cells. J Exp Med 2000；191（3）：475-484.

2) Santiuste I, Buelta L, Iglesias M, et al.：B-cell overexpression of Bcl-2 cooperates with p21 deficiency for the induction of autoimmunity and lymphomas. J Autoimmun 2010；35（4）：316-324.

3) Dölken G, Dölken L, Hirt C, et al.：Age-dependent prevalence and frequency of circulating t（14；18）-positive cells in the peripheral blood healthy individuals. J Natl Cancer Inst Monogr 2008；39：44-47.

4) Yu K：AID function in somatic hypermutation and class switch

recombination. Acta Biochim Biophys Sin (Shanghai) 2022 ; **54** (6) : 759-766.
5) Mayer CT, Gazumyan A, Kara EE, *et al*. : The microanatomic segregation of selection by apoptosis in the germinal center. Science 2017 ; **358** (6360).
6) Pickard L, Palladino G, Okosun J : Follicular lymphoma genomics. Leuk Lymphoma 2020 ; **61** (10) : 2313-2323.
7) Lossos IS, Gascoyne RD : Transformation of follicular lymphoma. Best Pract Res Clin Haematol 2011 ; **24** (2) : 147-163.
8) Dreval K, Hilton LK, Cruz M, *et al*. : Genetic subdivisions of follicular lymphoma defined by distinct coding and noncoding mutation patterns. Blood 2023 ; **142** (6) : 561-573.
9) Araf S, Okosun J, Koniali L, *et al*. : Epigenetic dysregulation in follicular lymphoma. Epigenomics 2016 ; **8** (1) : 77-84.
10) Meyer SN, Scuoppo C, Vlasevska S, *et al*. : Unique and shared epigenetic programs of the CREBBP and EP300 acetyltransferases in germinal center B cells reveal targetable dependencies in lymphoma. Immunity 2019 ; **51** (3) : 535-547.
11) Amin R, Braza MS : The follicular lymphoma epigenome regulates its microenvironment. J Exp Clin Cancer Res 2022 ; **41** (1) : 21.
12) Han G, Deng Q, Marques-Piubelli ML, *et al*. : Follicular lymphoma microenvironment characteristics associated with tumor cell mutations and MHC class II expression. Blood Cancer Discov 2022 ; **3** (5) : 428-443.

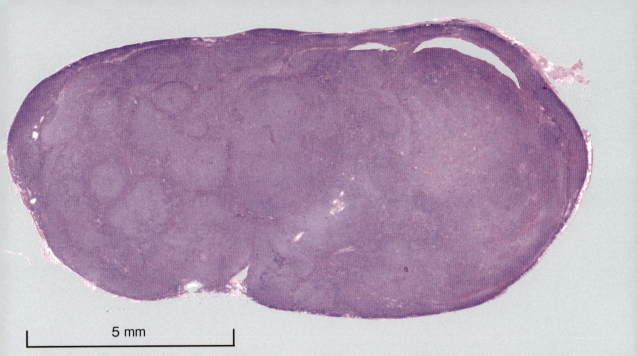

5 mm

第2章　マントル細胞リンパ腫

第2章 マントル細胞リンパ腫

1. 歴史的事項

はじめに

マントル細胞リンパ腫(mantle cell lymphoma; MCL)の歴史は、リンパ腫のなかで最も複雑といっても過言ではなく、リンパ腫の形態学、細胞組織化学・免疫細胞組織化学、細胞遺伝学・分子生物学、および血液内科学(臨床病態)に関わる歴史のプロトタイプと考えられる。

この章では血液病理学的視点でMCLの歴史を、1. 肉眼・組織病理学、2. 細胞組織化学・免疫細胞組織化学ならびに診断に直結する細胞遺伝学・分子生物学、および3. 亜型、の3項目に分けて解説する(表はMCLに関わる出来事を時系列で示したものである)。

肉眼・組織病理学

以下に述べる形態学的把握の困難さは、"同じものを見

表 血液病理学からみたマントル細胞リンパ腫の歴史[*]

年	内容
1835	後にMLPとされる最初の例 [4]
1961	MLP [4]
1973	Diffuse germinocytoma [5]
1974	CcL [6]
〃	Lymphocytic lymphoma of intermediate differentiation [9]
1977	Alkaline phosphatase-positive malignant lymphoma [23]
1979	リンパ腫でのt(11;14) [35]
1981	CcLがKiel分類に収録 [8]
〃	ILL [10]
1982	ILLの濾胞性亜型としてMZL [11]
1983	CcLは独立した疾患単位 [12]
1984	ILLはCD5陽性 [24]
〃	B細胞リンパ腫／白血病細胞でt(11;14)切断点領域遺伝子のクローニング [38]
1985	BCL1発見 [39]
1985〜6	血液病理医間でMZLの独立性に関する議論 [13〜15]
1987	ILLはt(11;14)陽性 [37]
〃	ILL/MZLはB細胞リンパ腫のなかの独立した亜型、名称はMZLが適切 [16]
1988	恐らく本邦初と思われる症例 [17]
1991	BCL1/PRAD1あるいはD11S287E/CCND1のクローニング [40〜42]
〃	PRAD1がMCLに発現 [43]
1992	MCLとの用語の導入 [18, 19]
1994	REAL分類で独立項目に採用 [20]
〃	免疫グロブリン重鎖可変域遺伝子の体細胞変異はないか、あっても軽度 [45]
〃	Cyclin D1がMCL細胞に陽性 [25, 26]
2000	Cyclin D1陰性MCL [29]
2001	MCLがWHO分類第3版で独立項目に採用 [21]
2003	Leukemic non-nodal MCL [52, 53]
2008	SOX11がMCL細胞に陽性 [33]
〃	Cyclin D2あるいはcyclin D3陽性MCL [31]
2012	In situ MCL [46, 47]
2017	In situ MCNとして、leukemic non-nodal MCLとともにWHO分類改訂第4版で亜項目に採用 [49]
2024	両亜項目はWHO分類第5版で独立項目に採用 [51, 54]

略語：**CcL**：centrocytic lymphoma、**ILL**：intermediate lymphocytic lymphoma、**MLP**：multiple lymphomatous polyposis of the gastrointestinal tract、**MCL**：mantle cell lymphoma、**MCN**：mantle cell neoplasia、**MZL**：mantle zone lymphoma、**REAL classification**：revised European-American classification of lymphoid neoplasia

[*]リンパ腫病型名は文献にあるとしたが、複数回出現するものは略語で記載した。

ても異なる解釈が成り立つ"錯視も関与しているのではないかと推測される[1]。というのは、錯視の多くはトリックやだまし絵による意図されたものであるが、Necker cube（正しくは Necker rhomboid）[2] で生じる錯視は科学的観察に基づいているからである[3]。

MCL は基本的にはリンパ節性リンパ腫であるが、胃腸管に多発性ポリープを形成することがある。1961 年に J. Cornes が、外科的に治療できないリンパ腫として報告した multiple lymphomatous polyposis of the gastrointestinal tract（MLP）[4] がそれである。この 5 例の報告は組織病理学的所見に基づいていたが、提示画像を見ると、少なくとも一部は MCL として矛盾せず、MCL の最初の報告である可能性が強い（「MCL の病理」の MLP の項参照）。MLP の報告はそれ以前にもあり、Cornes によるメタ解析結果には、1835 年に J. Briequet が報告した 41 歳 / 男性例[4] が最初の例として収録されている。しかしこの年には、顕微鏡は既に開発されていたが組織病理学はまだ実用化されておらず、その 3 年前に T. Hodgkin が報告した 7 例と同様に、MLP との診断は臨床像および肉眼的所見に基づいたため、本例が MCL とは限らない。その後 MCL の診療と研究は、外科医から血液内科医および血液病理医の手に移り、後者による研究は欧州学派と北米学派との競争により進められた。その過程で細胞遺伝学・分子生物学的発見が幾つかあり、それにより血液病理医による仮説が修正されてきた。

1973 年になり、欧州学派の中心人物である K. Lennert により、後に MCL とされるリンパ腫が germinocytoma として報告された[5]。このリンパ腫は 1974 年の Kiel 分類に centrocytic lymphoma（CcL）として収録され[6]、1992 年の改訂 Kiel 分類に引き継がれた。Lennert が CcL とした最初の症例は、'K' というイニシャルの 63 歳 / 男性であり、1963 年にこの患者から生検されたリンパ節に対し、Lennert は最初 unusual immature lymphatic neoplasia と診断した[7]。しかし、2 回目の生検を経て診断名は small cell lymphosarcoma など何度か変更され、最終的に germinocytoma に至ったとされている[7]。このことから、かの Lennert にとってさえ、MCL の形態は難解であったものと推定される。Lennert はリンパ腫を、増殖パターンでなく増殖細胞の形態に基づいて特徴づけるべきと考えており[8]、これらの名称からすると、MCL の正常対応細胞は当初は胚中心細胞と考えられていたことになる。

一方北米学派では、Lennert による CcL 提唱と同じ年（1974 年）に、C.D. Berard および R.F. Dorfman により、lymphocytic lymphoma of intermediate differentiation（LLID）なるリンパ腫が報告された[9]。ここでいう intermediate とは、増殖細胞の形態および増殖パターンが、狭義の小細胞型リンパ腫と濾胞性リンパ腫（follicular lymphoma；FL）との中間という意味である。因みに Berard は 1980 年頃に、FL の grading system（grade 1～3）を構築し、grade 3 の 3A および 3B への分割を経て、造血器リンパ組織の腫瘍に関する WHO 分類改訂第 4 版（WHO-4R）まで用いられた。

LLID は 1981 年に D.D. Weisenburger、H. Rappaport らにより、intermediate lymphocytic lymphoma（ILL）として詳細な形態学的特徴が明らかにされた[10]。そして翌年にはそのうち結節状を呈するものが濾胞性亜型と特徴づけられ、mantle zone lymphoma（MZL）として報告された[11]。混乱を回避するという点では、この'濾胞性亜型'は'結節状亜型'とすべきであったと思われるが、リンパ腫病型に"マントル"という名称が用いられ、正常対応細胞が胚中心細胞でなくマントル帯細胞と考えられたのは、これが最初である（MZL という略語は、現在は多くの場合 marginal-zone lymphoma を意味するが、当初は MCL に用いられた）。一方その翌年には、CcL は欧米の血液病理医により共同で（Weisenburger らとは別に）、その独立性が指摘された[12]。

しかしながら 1985 年から翌年にかけて、MZL の組織病理学的独立性に関して激しい論争がなされた[13~15]。MZL の提唱者である Weisenburger と、E.S. Jaffe とともに WHO-4R までを支えた N.L. Harris とによるこの論争は、リンパ腫の形態学的診断学の複雑さを把握するうえで重要と思われるため、以下にその内容を具体的に示す（筆者による邦訳が必ずしも正しいとは限らないので、必要に応じ文献を参照されたい）。

(Harris)「正常のマントル帯細胞の表現型（形態）は、Weisenburger らが報告した 8 例[10] のいずれにも再現されていない。マントル帯パターンは 2 種類以上の異なるタイプの細胞によってもたらされる可能性がある」[13]

(Weisenburger)「Harris らの報告[13] は MZL の厳密な組織病理学的診断基準に沿ったものではない。従って、彼女らによる報告例の大部分は誤分類されたものである。彼女らが MZL の特徴付けに用いた Kiel 分類のなかの、幾つかの細胞学的用語の使用には混乱がある」[14]

(Harris)「もし専門家が診断基準を正しく使用できないとすれば、おそらく診断基準そのものが不完全である。Kiel 分類の用語使用に際しては、この分類を理解していない者のみが混乱する」[15]

このような MZL の独立性に関する論争は、ILL に t(11;14) がみられるとの報告（後述）により収束に向かい、

1987年にJaffeらはILL/MZLの独立性を認め、用語としてMZLがふさわしいと主張した[16]。奇しくも筆者はこの年に、分類困難な小細胞型B細胞リンパ腫（広義）を経験し、形態とアルカリフォスファターゼ陽性をもとにMZLの可能性に思い至り、難波（後出）の助言を得てMZLと最終診断した。この症例を翌年に和文誌に報告した[17]が、筆者の知る限りこれが本邦初のMCL報告例である。

1992年には、MZLでなくMCLという用語が、Weisenburger[18]およびJaffeらのグループ[19]により個別に提唱され、これが受け入れられて現在に至っている。なお、彼らが、リンパ腫は増殖パターンでなく増殖細胞に基づいて分類すべきというLennertの考え[8]を意識していたかどうかは不明である。MCLは1994年に血液病理医グループが提唱したrevised European-American classification of lymphoid neoplasia[20]にリンパ腫項目として挙げられ、これをもとにした2001年のWHO分類第3版に採用されて[21]、血液リンパ球系'腫瘍・腫瘤'のWHO分類第5版（WHO-5）[22]に引き継がれている。

細胞組織化学・免疫細胞組織化学および細胞遺伝学・分子生物学

LLIDが提唱された3年後の1977年に、難波はBerardとともに、このリンパ腫を組織化学的に特徴付け、alkaline phosphatase-positive malignant lymphomaとして報告した[23]。CD5がMCL細胞に発現されると報告されたのは1984年のことで、ILL 12例全例に陽性であった[24]。1994年には、後述する細胞遺伝学的および分子生物学知見をもとに、MCL細胞にサイクリンD1が発現されると報告され[25,26]、その後のMCL診断に貢献した。ただし、当初この分子に対して用いられたマウス単クローン性抗体は感度が低く、偽陰性のことが少なくなかった。この問題を克服するために、マウスでなくウサギ単クローン抗体が開発され[27,28]、これにより明瞭な染色が得られるようになり、MCLの診断精度は飛躍的に向上した（この抗体の感度向上は、系統発生学的にウサギはマウスより、ヒトと遠い位置にあることによるためと思われる）。一方、2000年になってMCLのなかにサイクリンD1陰性例のあることが報告され[29,30]、それらの多くでサイクリンD2あるいはD3が発現していること[31,32]ならびに、いずれのサイクリンDを発現していない腫瘍細胞もSOX11陽性であることが示された[33,34]。

t(11;14)(q13;q32)がリンパ腫で初めて報告されたのは1979年のことで、当該リンパ腫3例のうち2例はリンパ芽球、1例は主に成熟リンパ球の増殖からなるとされていた[35]。この異常は1982年C.S. Románらにより、B細胞増殖性疾患において再現性の確認がなされている[36]。前項でのMZLの独立性に関する論争に終止符を打つきっかけは、1987年のWeisenburgerらによる、ILLにt(11;14)がみられるとの報告[37]である。この論文の筆頭著者であるWeisenburgerは血液病理医であり、この発見は第二著者であるW.G. Sanger（細胞遺伝学が専門の小児科医）によるところが大きかった。分子生物学的には1984年に辻本らによりt(11;14)切断点近くの遺伝子がクローニングされ[38]、翌年にBCL1として報告された[39]。その後、辻本らが発見したBCL1は偽遺伝子であることが判明し、11q13に座する遺伝子の探索が精力的に行われた。その結果、1991年にこの領域近くに、当初はPRAD1とされたサイクリンD1遺伝子（CCND1）の存在することが複数の施設で確認された[40～42]。そして、この遺伝子がMCL細胞に発現されている[43,44]との報告以後、CCND1と免疫グロブリン重鎖遺伝子（IGH）あるいはまれに免疫グロブリン軽鎖遺伝子との再構成が、MCLの根本的な遺伝子異常とみなされて現在に至る。

1994年にはMCLの正常対応細胞に関する分子生物学的報告があった。MCL細胞ではIGHの体細胞変異がほとんどみられないことが示され[45]、MCLの正常対応細胞はリンパ濾胞に入る前の、あるいはリンパ濾胞を経由しないで分化する、B細胞であると考えられるようになった。

亜型

MCLには幾つかの形態学的亜型が知られているが、病型として2亜型が示された。その1つは、MCLのin situ病変であり[46,47]、WHO分類第4版では本文中にin situ MCLとして解説された[48]が、WHO-4Rではin situ mantle cell neoplasia（in situ MCN）と改称されるとともに、分類亜項目として採用された[49]。さらに、WHO-5では、in situ MCNは従来のMCL[50]とは独立した項目とされた[51]。なお、リンパ球増殖のなかでは、筆者には"lymphoma"も"neoplasia/neoplasm"もほぼ同義語と感じられるが、欧米では両用語のニュアンスが異なる（前者で悪性との響きが強い）ようである。

もう1つの亜型は骨髄、末梢血、および脾を侵すがリンパ節病変はなく、IGH変異陽性という分子生物学的特徴をもつMCLであり[52,53]、WHO-4Rでleukemic non-nodal MCLとして分類亜項目に採用された[49]。そして、WHO-5ではin situ MCNと同様に、独立した項目とされた[54]。このリンパ腫では従来のMCLとは逆に、腫瘍細胞

はSOX11陰性であり、IGHの体細胞変異は完了しているため、正常対応細胞はリンパ濾胞を経由して分化を完了したB細胞と考えられる。このような単一リンパ腫でのIGH体細胞変異パターンとタンパク発現の2相性は、慢性リンパ球性白血病/小リンパ球性リンパ腫でもみられる（この場合のタンパクはZAP70）が、この腫瘍では特に亜型を設けた区別はなされていない。

おわりに

MLPに始まるMCLの歴史は、FLの歴史とともに、悪性リンパ腫の診断、治療、および研究のプロトタイプであることに間違いない。この文書が、次項以降に詳述されるMCL各領域の解説を、より深く理解する手助けになれば幸いである。

ここにも注目　WHO分類改訂第4版から5版へ

WHO-5の要約は2022年に総説論文として発表されている[55]。ところがその3か月後に、WHO-4Rの主だった著者らによるInternational Consensus Classificationが、やはり総説論文として発表された[56]。この状況は、リンパ腫関連の特集号の編者らによる序文では、（分類の）「不安定期」あるいは「非常時」と捉えられている[57]。分類が混乱する理由は、「序に代えて」で述べた認識論的問題に基づく解釈の違いによるところが大きく、さらに観察者のもつ哲学の違いも関与しているとの指摘がある。しかし、WHO-5とWHO-4Rを俯瞰してみると、両者にそれほど大きな違いはないように思われる。従って今回混乱に至った主な理由は、これまでとは異なり、分類に関わる関係者（著者など）の引き継ぎ（世代交代）が円滑になされなかったためと推定される。

（中峯　寛和）

[文献]

1) 中峯寛和：悪性リンパ腫の病理診断学. 奈良医誌 2008；59：135-148.
2) Necker LA：Philos Mag J Sci 1832；1：329-337.
3) Hansom, NR：Patterns of Discovery. Cambridge University Press, Cambridge, 1958.（村上陽一郎 訳：科学的発見のパターン. 講談社学術文庫, 東京, 1986.）
4) Cornes J：Multiple lymphomatous polyposis of the gastrointestinal tract. Cancer 1961；14：249-257.
5) Lennert K：Diffuse germinocytoma. A symposium on Non-Hodgkin Lymphoma in London. England, 1973.
6) Gerard-Marchant R, Hamlin I, Lennert K, et al.：Classification of non-Hodgkin's lymphomas. Lancet 1974；2：406-408.
7) Klapper W, Koch K, Mechler U, et al.：Lymphoma 'type K'. In memory of Karl Lennert（1921-2012）. Leukemia 2013；27：519-521.
8) Lennert K (in collaboration with Stein H)：Histopathology of Non-Hodgkin's Lymphomas (Based of the Kiel Classification). Springer-Verlag, Berlin, 1981：1-3.
9) Berard CD, Dorfman RF：Histopathology of malignant lymphomas. Clin Haematol 1974；3：39-76.
10) Weisenburger DD, Nathwani BN, Diamond LW, et al.：Malignant lymphoma, intermediate lymphocytic type：a clinicopathologic study of 42 cases. Cancer 1981；48：1415-1425.
11) Weisenburger DD, Kim H, Rappaport H：Mantle-zone lymphoma：a follicular variant of intermediate lymphocytic lymphoma. Cancer 1982；49：1429-1438.
12) Swerdlow SH, Habeshaw JA, Murray LJ, et al.：Centrocytic lymphoma：a distinct clinicopathologic and immunologic entity. A multiparameter study of 18 cases at diagnosis and relapse. Am J Pathol 1983；113：181-197.
13) Harris NL, Bhan AK：Mantle-zone lymphoma. A pattern produced by lymphomas of more than one cell type. Am J Surg Pathol 1985；9：872-882.
14) Weisenburger DD：Mantle-zone lymphoma：another opinion. Am J Surg Pathol 1986；10：733-734.
15) Harris NL, Bhan AK：Authors' reply：Am J Surg Pathol 1986；10：734-735.
16) Jaffe ES, Bookman MA, Longo DL：Lymphocytic lymphoma of intermediate differentiation--mantle zone lymphoma：a distinct subtype of B-cell lymphoma. Hum Pathol 1987；18：877-880.
17) 中峯寛和, 辻本真人, 鷹野ゆかり, ほか：いわゆるmantle-zone lymphoma（MZL）. 多クローン性高ガンマグロブリン血症を伴った症例の報告とMZLの独立性に関する論争についての文献的考察. 日網会誌 1988；28：127-134.
18) Weisenburger DD：Mantle-cell lymphoma. In：Knowles DM, ed. Neoplastic Hematopathology. 2nd ed, Lippincott Williams & Wilkins, Philadelphia, 1992：617-628.
19) Banks PM, Chan J, Cleary ML, et al.：Mantle cell lymphoma. A proposal for unification of morphologic, immunologic, and molecular data. Am J Surg Pathol 1992；16：637-640.
20) Harris NL, Jaffe ES, Stein H, et al.：A revised European-American classification of lymphoid neoplasms：a proposal from the International Lymphoma Study Group. Blood 1994；84：1361-1392.
21) Swerdlow SH, Berger F, Isaacson PG, et al.：Mantle cell lymphoma. In：Jaffe ES, Harris NL, Stein H, et al., eds. WHO classification of tumours of haematopoietic and lymphoid tissues, 3rd ed. Lyon, IARC 2001：168-170.
22) Coupland SE：Mantle cell lymphoma：Introduction. In：The WHO Classification of Tumours Editorial Board. haematolymphoid tumours, 5th ed. Lyon, IARC 2024：443.
23) Nanba K, Jaffe ES, Braylan RC, et al.：Alkaline phosphatase-positive malignant lymphoma. A subtype of B-cell lymphomas. Am J Clin Pathol 1977；68：535-542.
24) Cossman J, Neckers LM, Hsu S, et al.：Low-grade lymphomas. Expression of developmentally regulated B-cell antigens. Am J Pathol 1984；115：117-124.
25) Yang WI, Zukerberg LR, Motokura T, et al.：Cyclin D1 (Bcl-1, PRAD1) protein expression in low-grade B-cell lymphomas and reactive hyperplasia. Am J Pathol 1994；145：86-96.
26) Nakamura S, Seto M, Banno S, et al.：Immunohistochemical analysis of cyclin D1 protein in hematopoietic neoplasms with special reference to mantle cell lymphoma. Jpn J Cancer Res

1994；85：1270-1279.
27) Cheuk W, Wong KO, Wong CS, et al.：Consistent immunostaining for cyclin D1 can be achieved on a routine basis using a newly available rabbit monoclonal antibody. Am J Surg Pathol 2004；28：801-807.
28) Pruneri G, Valentini S, Bertolini F, et al.：SP4, a novel anti-cyclin D1 rabbit monoclonal antibody, is a highly sensitive probe for identifying mantle cell lymphomas bearing the t(11;14)(q13;q32) translocation. Appl Immunohistochem Mol Morphol 2005；13：318-322.
29) Yatabe Y, Suzuki R, Tobinai K, et al.：Significance of cyclin D1 overexpression for the diagnosis of mantle cell lymphoma：a clinicopathologic comparison of cyclin D1-positive MCL and cyclin D1-negative MCL-like B-cell lymphoma. Blood 2000；95：2253-2261.
30) Fu K, Weisenburger DD, Greiner TC, et al.：Cyclin D1-negative mantle cell lymphoma：a clinicopathologic study based on gene expression profiling. Blood 2005；106：4315-4321.
31) Wlodarska I, Dierickx D, Vanhentenrijk V, et al.：Translocations targeting CCND2, CCND3, and MYCN do occur in t(11;14)-negative mantle cell lymphomas. Blood 2008；111：5683-5690.
32) Salaverria I, Royo C, Carvajal-CuencaA, et al.：CCND2 rearrangements are the most frequent genetic events in Cyclin D1-negative mantle cell lymphoma. Blood 2013；121：1394-1402.
33) Ek S, Dictor M, Jerkeman M, et al.：Nuclear expression of the non B-cell lineage Sox11 transcription factor identifies mantle cell lymphoma. Blood 2008；111：800-805.
34) Mozos A, Royo C, Hartmann E, et al.：SOX11 expression is highly specific for mantle cell lymphoma and identifies the cyclin D1-negative subtype. Haematologica 2009；94：1555-1562.
35) van den Berghe H, Parloir C, David G, et al.：A new characteristic karyotypic anomaly in lymphoproliferative disorders. Cancer 1979；44：188-195.
36) Román CS, Ferro MT, Fernández Rañada JM, et al.：Translocation (11;14) in B-cell lymphoproliferative disorders. Cancer Genet Cytogenet 1982；7：279-286.
37) Weisenburger DD, Sanger WG, Armitage JO, et al.：Intermediate lymphocytic lymphoma：immunophenotypic and cytogenetic findings. Blood 1987；69：1617-1621.
38) Tsujimoto Y, Yunis J, Onorato-Showe L, et al.：Molecular cloning of the chromosomal breakpoint of B-cell lymphomas and leukemias with the t(11;14) chromosome translocation. Science. 1984；224：1403-1406.
39) Tsujimoto Y, Jaffe E, Cossman J, et al.：Clustering of breakpoints on chromosome 11 in human B-cell neoplasms with the t(11;14) chromosome translocation. Nature 1985；315：340-343.
40) Motokura T, Bloom T, Kim HG, et al.：A novel cyclin encoded by a bcl1-linked candidate oncogene. Nature 1991；350：512-515.
41) Rosenberg CL, Kim HG, Shows TB, et al.：Rearrangement and overexpression of D11S287E, a candidate oncogene on chromosome 11q13 in benign parathyroid tumors. Oncogene 1991；6：449-453.
42) Withers DA, Harvey RC, Faust JB, et al.：Characterization of a candidate bcl-1 gene. Mol Cell Biol 1991；11：4846-4853.
43) Rosenberg CL, Wong E, Petty EM, et al.：PRAD1, a candidate BCL1 oncogene：mapping and expression in centrocytic lymphoma. Proc Natl Acad Sci U S A 1991；88：9638-9642.
44) Seto M, Yamamoto H, Iida S, et al.：Gene rearrangement and overexpression of PRAD1 in lymphoid malignancy with t(11;14)(q13;q32) translocation. Oncogene 1992；7：1401-1406.
45) Hummel M, Tamaru J, Kalvelage B, et al.：Mantle cell (previously centrocytic) lymphomas express VH genes with no or very little somatic mutations like the physiologic cells of the follicle mantle. Blood 1994；84：403-407.
46) Carvajal-Cuenca A, Sua LF, Silva NM, et al.：In situ mantle cell lymphoma：clinical implications of an incidental finding with indolent clinical behavior. Haematologica 2012；97：270-278.
47) Adam P, Schiefer AI, Prill S, et al.：Incidence of preclinical manifestations of mantle cell lymphoma and mantle cell lymphoma in situ in reactive lymphoid tissues. Mod Pathol 2012；25：1629-16.
48) Swerdlow SH, Campo E, Seto M, et al.：Mantle cell lymphoma. In：Stein H, Swerdlow SH, Campo E, et al., eds. WHO classification of tumours of haematopoietic and lymphoid tissues, 4th ed. Lyon, IARC 2008：229-232.
49) Swerdlow SH, Campo E, Seto M, et al.：Mantle cell lymphoma. In：Swerdlow SH, Campo E, Harris NL, et al., eds. WHO classification of tumours of haematopoietic and lymphoid tissues, revised 4th ed. Lyon, IARC 2017：285-290.
50) Klapper W, Ferry JA, Hermine O, et al.：Mantle cell lymphoma. In：The WHO Classification of Tumours Editorial Board. Haematolymphoid Tumours. 5th ed, International Agency for Research on Cancer , Lyon, 2024；446-452.
51) Lazzi S, Klapper W, Naresh KN, et al.：In situ mantle cell lymphoma. In：the WHO Classification of Tumours Editorial Board, ed. Haematolymphoid Tumours, 5th ed. Lyon, IARC 2024：444-445.
52) Orchard J, Garand R, Davis Z, et al.：A subset of t(11;14) lymphoma with mantle cell features displays mutated IgVH genes and includes patients with good prognosis, nonnodal disease. Blood 2003；101：4975-4981.
53) Espinet B, Ferrer A, Bellosillo B, et al.：Distinction between asymptomatic monoclonal B-cell lymphocytosis with cyclin D1 overexpression and mantle cell lymphoma：from molecular profiling to flow cytometry. Clin Cancer Res 2014；20：1007-1019.
54) Calaminic M, Klapper W, Rosenquist R, et al.：Leukaemic nonnodal mantle cell lymphoma. In：the WHO Classification of Tumours Editorial Board,ed. Haematolymphoid Tumours, 5th ed. Lyon, IARC 2024：453-454.
55) Alaggio R, Amador C, Anagnostopoulos I, et al.：The 5th edition of the World Health Organization classification of haematolymphoid tumours：lymphoid neoplasms. Leukemia 2022；36：1720-1748.
56) Campo E, Jaffe ES, Cook CR, et al.：The international consensus classification of mature lymphoid neoplasms：a report from the Clinical Advisory Committee. Blood 2022；140：1229-1253.
57) 竹内賢吾, 佐藤康晴：(序文) リンパ腫と関連疾患のトピックス I－B細胞系のリンパ腫と組織球性・樹状細胞腫瘍－. 病理と臨床 2022；40：961.

2. 疫学、臨床病態、治療前評価（予後予測モデル）

疫学

マントル細胞リンパ腫（Mantle cell lymphoma; MCL）は患者数で全成熟B細胞腫瘍の3～10％を占め、B細胞リンパ腫の3～10％を占める[1]。わが国では全悪性リンパ腫の約3％との報告がある[2]。病因、人種差は不明であるが、家族発症例の報告がある[1]。

臨床病態

診断時年齢中央値は60歳代後半で男性患者が女性患者の3～4倍多い[1,3]。節性リンパ腫のひとつであり、患者の多くが無痛性リンパ節腫大を主訴とする。診断時病態について**表1**に示した[3,4]。白血化も患者の約4分の1で認められる[3]。

病変部位はリンパ節のほか、Waldeyer輪、消化管、脾、骨髄に高率に認め、診断時進行期例が9割以上である。消化管ではしばしばリンパ腫病変による無茎性でなだらかなポリープ様病変を広範囲に認め、multiple lymphomatous polyposis（MLP）とよばれる。これはMCLで典型的であるが、他疾患でもみられうる。MCLでは消化管での浸潤が粘膜固有層主体にとどまるため、びまん性大細胞型B細胞リンパ腫（diffuse large B-cell lymphoma; DLBCL）やT/NK細胞リンパ腫などのように、病勢進行や治療に伴って穿孔を来すことはまれである。一方で広範な浸潤に起因する吸収不良により、低アルブミン血症やるいそうを呈する場合がある。消化管のほかに皮膚、内分泌、肺、中枢神経系[5]などの節外部位にも浸潤しうるが、その多くは再発時に認める。

WHO分類第5版および国際コンセンサス分類（International Consensus Classification）[6]はともにMCLで以下の2亜型を挙げている。

1 leukemic non-nodal MCL（nnMCL）

脾腫、末梢血および骨髄浸潤を認めるが、リンパ節腫大はないか目立たない。診断時年齢、性差は通常のMCLと同様である。無症候性のリンパ球増多の鑑別の過程で偶発的に診断される場合が多い。診断時に消化管病変を認めたとの症例報告がある[1]。通常は無症状で典型的なMCLより緩徐な経過を呈する。一方で急速な脾腫大、リンパ節腫大を呈し、aggressive variantに形質転換した症例の報告もある[1]。

2 in situ mantle cell neoplasm（ISMCN）（ICC, in situ mantle cell neoplasia）

従来in situ MCLと呼ばれたもので、WHO分類改訂

表1 MCLの診断時病態

項目	国内後方視的研究[3]	臨床試験登録患者[4]
年齢中央値、年（範囲）	67（22～90）	60（34～86）
男性	77％	76％
ECOG PS＞1	12％	9％
Ⅲ/Ⅳ期	91％	84％*
B症状あり	22％	43％
骨髄浸潤あり	75％	79％
節外病変部位数＞1	47％	32％
脾腫/脾病変あり	36％	54％

＊：Ⅳ期のみ。PS：performance status.
国内後方視的研究はR-MIPI、臨床試験登録患者のデータはMIPIの報告論文のものである。
後者は実臨床の患者に比べて若年者が多い。

表2 Simplified MIPI

点数	年齢（年）	ECOG PS	LDH/ 正常上限値	白血球数（10⁹/L）
0	< 50	0～1	< 0.67	< 6,700
1	50～59	-	0.67～0.99	6,700～9,999
2	60～69	2～4	1.00～1.49	10,000～14,999
3	≥ 70	-	≥ 1.50	15,000

文献4より引用、一部改変。点数が0～3の場合 低リスク群、4～5の場合 中間リスク群、6～11を高リスク群とする。
元となったMIPIの計算式は以下のとおり。
MIPI score ＝ [0.03535 × 年齢（年）] ＋ 0.6978（ECOG ＞ 1 の場合）＋ [1.367 × log₁₀（LDH/ 正常上限値）] ＋ [0.9393 × log₁₀（白血球数）]
生存期間中央値は 低リスク群（＜ 5.7）未到達、中間リスク群（5.7 ≤，＜ 6.2）51 か月、高リスク群（＞ 6.2）29 か月。

第4版（2017）でneoplasiaと呼称変更された。消化管などに単独で浸潤を認めるもので、泌尿器、生殖器や消化管の手術検体で偶発的に発見されたり、MCL患者の病理検体を後方視的に検討した際に指摘されたりするものである[1]。年齢中央値は66歳で男女差はない。予後良好で治療対象外とみなされている[7]。

治療前評価（予後予測モデル）

MCLの病期決定はLugano分類に従って行う。上下部消化管内視鏡検査を含めて行うことが望ましい。神経症状のある患者やaggressive variantの患者では髄液検査や脳MRI検査などによる中枢神経系検索も行うようにする。

国際予後指標（International Prognostic Index; IPI）はMCLにおいても有意性がみられるが[4]、DLBCLと比較すると4群間の分別は不良である。そこでEuropean MCL Networkは、同グループとGerman Low Grade Lymhpoma Study Group（GLSG）が各々実施した計3つの進行期MCL対象ランダム化比較試験に登録された455人の患者データをもとに、進行期MCLにおける病型特異的予後予測モデルMCL International Prognostic Index（MIPI）を構築し2008年に公表した（表2）[4]。計算式が複雑のため、実臨床では各種計算ツールwebsiteを利用するか、年齢、performance status（PS）、LDH、白血球数の4つについて総点数により予後をlow、intermediate、highの3群に層別するsimplified MIPI（表2）で代用されることが多い。一方、日本からはリツキシマブを含む治療を受けた患者501人を対象とした観察研究から、年齢、PS、白血球数、LDH、骨髄浸潤、血清アルブミンの6因子を用いて、該当因子数により4群に分けるrevised MIPI（R-MIPI）が提唱されている（表3）[3]。

表3 R-MIPI

リスク因子	点数
年齢 ＞ 65 歳	1
ECOG PS ≥ 2	2
白血球数 ＞ 15 × 10⁹/L	1
LDH ＞ 正常上限	1
骨髄浸潤あり	1
血清アルブミン ＜ 35 g/L	1

文献3より引用、一部改変。点数が0の場合 低リスク群、2～3の場合 中間リスク群、4以上を高リスク群とする。

以上のほか、免疫組織化学において、Ki-67（MIB-1）が30％以上[4]、TP53が50％以上腫瘍細胞に陽性[8]の場合は、MIPIおよびKi-67とは独立してOS（overall survival; 全生存）不良であることが報告されており[8]、特にKi-67については日常診療でも意識されつつある。予後予測モデルとしてMIPIにKi67陽性割合を加えたMIPI-c[9]、KMT2D異常を加えたMIPI-genetic（MIPI-g）[10]も公表されたが、これらは実臨床ではまだ広く用いられるには至っていない。

（山口 素子）

［文献］
1) WHO Classification of Tumours Editorial Board：WHO Classification of Tumours, 5th edition. Haemolymphoid Tumors. IARC, Lyon, 2024.
2) Muto R, Miyoshi H, Sato K, et al.：Epidemiology and secular trends of malignant lymphoma in Japan：Analysis of 9426 cases according to the World Health Organization classification. Cancer

Med 2018；7：5843-5858.
3) Chihara D, Asano N, Ohmachi K, *et al.*：Prognostic model for mantle cell lymphoma in the rituximab era：a nationwide study in Japan. Br J Haematol 2015；**170**：657-668.
4) Hoster E, Dreyling M, Klapper W, *et al.*：A new prognostic index（MIPI）for patients with advanced-stage mantle cell lymphoma. Blood 2008；**111**：558-565.
5) Cheah CY, George A, Giné E, *et al.*：Central nervous system involvement in mantle cell lymphoma：clinical features, prognostic factors and outcomes from the European Mantle Cell Lymphoma Network. Ann Oncol 2013；**24**：2119-2123.
6) Campo E, Jaffe ES, Cook JR, *et al.*：The International Consensus Classification of Mature Lymphoid Neoplasms：a report from the Clinical Advisory Committee. Blood 2022；**140**：1229-1253.
7) 一般社団法人日本血液学会編：造血器腫瘍診療ガイドライン2023年版．金原出版，東京，2023．
8) Aukema SM, Hoster E, Rosenwald A, *et al.*：Expression of TP53 is associated with the outcome of MCL independent of MIPI and Ki-67 in trials of the European MCL Network. Blood 2018；**131**：417-420.
9) Hoster E, Rosenwald A, Berger F, *et al.*：Prognostic value of Ki-67 Index, cytology, and growth pattern in mantle-cell lymphoma：results from randomized trials of the european mantle cell lymphoma network. J Clin Oncol 2016；**34**：1386-1394.
10) Ferrero S, Rossi D, Rinaldi A, *et al.*：KMT2D mutations and TP53 disruptions are poor prognostic biomarkers in mantle cell lymphoma receiving high-dose therapy：a FIL study. Haematologica 2020；**105**：1604-1612.

3. 治療開発の歴史（MCL）

黎明期　1990年以前

　1970年代後半にマントル細胞リンパ腫（Mantle cell lymphoma; MCL）が intermediate lymphocytic lymphoma（ILL）および mantle zone lymphoma として疾患独自性が認識されるまで、その多くは Working Formulation（WF）[1] の中等度悪性群に属する diffuse small cleaved cell に含められ、病勢に応じて現在における濾胞性リンパ腫やびまん性大細胞型B細胞リンパ腫（diffuse large B-cell lymphoma; DLBCL）に対する化学療法が主に選択されてきた。ドキソルビシンを含まない治療法での完全奏効（complete response; CR）割合は 20～40% であり、CHOPおよびその類似療法による CR 割合は 50～60% で、ほかの indolent lymphoma（WFのAからE）より予後不良であった[2]。International Lymphoma Study Group による REAL 分類（1994）各病型の病態研究で、MCL は予後が最も悪いグループに属することが指摘され[3]、病型特異的治療の開発の発端となった。一方で、後に indolent MCL などとして同定される、経過が緩徐で少数ながら治癒する患者集団の存在も知られていた。

リツキシマブの導入とR-CHOP療法

　キメラ型抗CD20モノクローナル抗体薬リツキシマブの登場により、MCL においても 1990 年頃から検討が行われた。単剤での奏効割合は 40% 弱であるが CR 割合は 10% 未満と低く、奏効持続期間も 1 年程度であったため、続いて既存化学療法との併用が検討された。その結果、R-CHOP 療法により CR 割合と無増悪生存（progression-free survival; PFS）の改善が得られたが、DLBCL より不良で全生存（overall survival; OS）の延長は確認されなかった[4]。他にもリツキシマブ、フルダラビン、シクロホスファミド（R-FC療法）についてランダム化比較試験で検討されたが R-CHOP 療法の生存がより優れており[5]、以後他のB細胞リンパ腫と同様に R-CHOP 療法が当面の標準レジメンとしてしばらく頻用された。

強化化学療法と大量化学療法

　1998年に MD Anderson Cancer Center から、リツキシマブを併用しシタラビンを加えた強化化学療法（Hyper-CVAD/大量メトトレキサート-シタラビン交替療法）の後に大量化学療法を行う治療法[6]の優れた有効性が報じられた。特に CR 割合が高く、これを契機に大量シタラビンを含む導入化学療法で奏効後に地固め大量化学療法を行う治療法が複数検討され[7]、その結果から大量化学療法が可能な若年者（65歳以下）での標準治療に位置づけられた。わが国では日本臨床腫瘍研究グループで第II相試験が実施されている（JCOG0406）[8]。以降は自家移植の適応有無により MCL 治療は層別化されることとなった。また、自家移植後に 3 年間のリツキシマブ維持療法を行うと、PFS と OS の改善が得られることが 2017 年に報じられ（LyMa試験）[9]、その後種々のレジメンに引き続く維持療法も併せて検討される機会が増えた。

　ちなみに 21 世紀に入り、2000 年に創立された多国間研究組織 European MCL Network による多数例の解析、ランダム化第III相試験の実施、米国などでの大規模コホート研究などの成果が続々と公表され、希少病型である MCL においても多数の患者データに基づく質の高いエビデンスの創出が加速した。

高齢患者に対するレジメン開発

　大量化学療法の適応とならない高齢者（当時 66 歳以上）において、R-CHOP 療法に優るレジメンの検討がされた。このうち、旧東ドイツで開発されドイツで投与実績のあったベンダムスチンとリツキシマブを併用する BR 療法は、脱毛がなく血液毒性が R-CHOP 療法より軽度などの特徴がある。BR 療法が R-CHOP 療法より少なくとも PFS において勝ることが 2013 年から報じられ（STiL 試験、BRIGHT 試験）[10]、標準レジメンに加わった。

　骨髄腫の key drug の一つであるプロテアソーム阻害薬ボルテゾミブは、MCL においては R-CHOP 療法のビンクリスチンを本薬に置換した VR-CAP 療法として開発された。R-CHOP 療法に対する PFS の優越性が示されたことから（LYM-3002 試験）[11]、これも標準レジメンのひとつとなっ

ている。

分子標的薬の時代へ

2010年頃から特定の分子を標的とし、単剤で比較的優れた有効性を示す低分子化合物が登場し、MCLの治療アルゴリズムを変えつつある。

そのうち第1世代Bruton's tyrosine kinase（BTK）阻害薬のイブルチニブは慢性リンパ性白血病の治療体系を変えた薬剤であり、同じくCD5陽性B細胞腫瘍であるMCLにおいても有望視され[12]、再発難治例においてtemsirolimusに対するPFSの優越性が示され[13]、海外ガイドラインでは再発難治例、一部初発例での治療選択肢に加わった。さらに未治療MCLではBR療法との併用でプラセボ併用に対しPFSの延長を認めた（SHINE試験）[14]。イブルチニブと同じくcovalent BTK阻害薬に属するアカラブルチニブ[15]についても単剤および他剤併用で検討が進みつつある。BTK阻害薬のほか、免疫調整薬レナリドミドがリツキシマブとの併用[16,17]で、またBCL2阻害薬ベネトクラクスはイブルチニブとの併用療法[18]がMCLに対し開発されている。並行して、若年患者の初回治療における自家移植の省略が試みられつつある。

おわりに

MCLの治療開発における、病型独自性の認識に始まり、共同研究と大規模コホート研究の整備、分子病態に基づく治療の開発は、すべての希少病型の開発に通じるモデルケースであり、学ぶべきことが多いと考える。

（山口 素子）

[文献]

1) National Cancer Institute sponsored study of classifications of non-Hodgkin's lymphomas：summary and description of a working formulation for clinical usage. The Non-Hodgkin's Lymphoma Pathologic Classification Project. Cancer 1982；**49**：2112-2135.
2) Fisher RI, Dahlberg S, Nathwani BN, et al.：A clinical analysis of two indolent lymphoma entities：mantle cell lymphoma and marginal zone lymphoma（including the mucosa-associated lymphoid tissue and monocytoid B-cell subcategories）：a Southwest Oncology Group study. Blood 1995；**85**：1075-1082.
3) A clinical evaluation of the International Lymphoma Study Group classification of non-Hodgkin's lymphoma：The Non-Hodgkin's Lymphoma Classification Project. Blood 1997；**89**：3909-3918.
4) Howard OM, Gribben JG, Neuberg DS, et al.：Rituximab and CHOP induction therapy for newly diagnosed mantle-cell lymphoma：molecular complete responses are not predictive of progression-free survival. J Clin Oncol 2002；**20**：1288-1294.
5) Kluin-Nelemans HC, Hoster E, Hermine O, et al.：Treatment of older patients with mantle-cell lymphoma. N Engl J Med 2012；**367**：520-531.
6) Khouri IF, Romaguera J, Kantarjian H, et al.：Hyper-CVAD and high-dose methotrexate/cytarabine followed by stem-cell transplantation：an active regimen for aggressive mantle-cell lymphoma. J Clin Oncol 1998；**16**：3803-3809.
7) Hermine O, Hoster E, Walewski J, et al.：Addition of high-dose cytarabine to immunochemotherapy before autologous stem-cell transplantation in patients aged 65 years or younger with mantle cell lymphoma（MCL Younger）：a randomised, open-label, phase 3 trial of the European Mantle Cell Lymphoma Network. Lancet 2016；**388**：565-575.
8) Ogura M, Yamamoto K, Morishima Y, et al.：R-High-CHOP/CHASER/LEED with autologous stem cell transplantation in newly diagnosed mantle cell lymphoma：JCOG0406 STUDY. Cancer Sci 2018；**109**：2830-2840.
9) Le Gouill S, Thieblemont C, Oberic L, et al.：Rituximab after Autologous Stem-Cell Transplantation in Mantle-Cell Lymphoma. N Engl J Med 2017；**377**：1250-1260.
10) Rummel MJ, Niederle N, Maschmeyer G, et al.：Bendamustine plus rituximab versus CHOP plus rituximab as first-line treatment for patients with indolent and mantle-cell lymphomas：an open-label, multicentre, randomised, phase 3 non-inferiority trial. Lancet 2013；**381**：1203-1210.
11) Robak T, Huang H, Jin J, et al.：Bortezomib-based therapy for newly diagnosed mantle-cell lymphoma. N Engl J Med 2015；**372**：944-953.
12) Wang ML, Rule S, Martin P, et al.：Targeting BTK with ibrutinib in relapsed or refractory mantle-cell lymphoma. N Engl J Med 2013；**369**：507-516.
13) Dreyling M, Jurczak W, Jerkeman M, et al.：Ibrutinib versus temsirolimus in patients with relapsed or refractory mantle-cell lymphoma：an international, randomised, open-label, phase 3 study. Lancet 2016；**387**：770-778.
14) Wang ML, Jurczak W, Jerkeman M, et al.：Ibrutinib plus bendamustine and rituximab in untreated mantle-cell lymphoma. N Engl J Med 2022；**386**：2482-2494.
15) Wang M, Rule S, Zinzani PL, et al.：Acalabrutinib in relapsed or refractory mantle cell lymphoma（ACE-LY-004）：a single-arm, multicentre, phase 2 trial. Lancet 2018；**391**：659-667.
16) Wang M, Fayad L, Wagner-Bartak N, et al.：Lenalidomide in combination with rituximab for patients with relapsed or refractory mantle-cell lymphoma：a phase 1/2 clinical trial. Lancet Oncol 2012；**13**：716-723.
17) Ruan J, Martin P, Shah B, et al.：Lenalidomide plus rituximab as initial treatment for mantle-cell lymphoma. N Engl J Med 2015；**373**：1835-1844.
18) Tam CS, Anderson MA, Pott C, et al.：Ibrutinib plus venetoclax for the treatment of mantle-cell lymphoma. N Engl J Med 2018；**378**：1211-1223.

4. 標準治療のエビデンス

はじめに

マントル細胞リンパ腫（mantle cell lymphoma; MCL）は病理組織学的分類では低悪性度リンパ腫とされていたが、臨床的にはアグレッシブリンパ腫に分類される。わが国ではリンパ腫全体の 2.8％ を占め[1]、まれな疾患であることから標準治療が確立していないのが現状である。本稿では日本血液学会編「造血器悪性腫瘍診療ガイドライン 2023 年版」[2] に記載されている、日常診療で実施可能な MCL の治療法を中心に概説する。

初発限局期

未治療 MCL では限局期が 20％と少ない[3]。前向き臨床試験の結果に基づくエビデンスはないが、放射線治療（radiation therapy; RT）単独もしくは RT ＋多剤併用化学療法である combined modality therapy（CMT）が推奨される。

カナダのグループから限局期 MCL を対象に RT（もしくは化学療法併用）を行った後方視的解析の結果が報告された[4]。26 人において観察期間中央値 72 か月で、2 年無増悪生存期間（progression-free survival; PFS）は 65％、5 年 PFS は 46％で 2 年全生存期間（overall survival; OS）は 86％、5 年 OS は 70％であった。また化学療法の有無にかかわらず RT あり群（17 人）の 5 年 PFS は 68％であったのに対し、RT なし群（9 人）では 11％と、有意に PFS は RT 群が良好であった。6 年 OS は各々 71％、25％と RT あり群がなし群と比較して良好な傾向であった。以上より限局期 MCL において RT 単独が治療選択肢の 1 つになった。また 1998 〜 2012 年の米国のがん登録データベースを用いた後方視的解析結果では MCL 患者は 22,831 人で、限局期は 2,539 人であった[5]。そのうち化学療法単独群は 1,772 人、RT 単独群が 291 人、化学療法 ＋ RT 群が 476 人であり、観察期間中央値 42.8 か月において、3 年 OS は各々 67.8％、72.4％、79.8％と化学療法 ＋ RT 群が有意に良好であった。ちなみに RT 群と化学療法群の差は認めなかった。以上より、限局期 MCL において化学療法と RT を併用する CMT が治療選択肢になった。

初発進行期

標準治療は R 併用化学療法である。ただし標準治療レジメンは定まったものはない。一部は緩徐な経過をとることが知られており、watchful waiting も治療選択肢となりえる[6]。しかしこのような患者をあらかじめ同定することは困難である。

1 若年者

造血器腫瘍ガイドライン（2023 年版）において[2]、65 歳以下の若年者に対しては、高用量シタラビンを用いた強化化学療法を行い、奏効例には地固め療法としての自家末梢血幹細胞移植併用大量化学療法（自家移植）を実施することが推奨されている。自家移植実施後に、リツキシマブ（rituximab; R）を 2 か月ごとに投与する R 維持療法は有用であると示されている。

2000 〜 2015 年に治療された 65 歳以下の初発 MCL 患者を比較した後方視的解析において、1,254 人が登録され、1,029 人で解析された[7]。観察期間中央値は 76 か月で PFS および OS の中央値は各々、62 か月、139 か月であった。自家移植あり群はなし群と比較して PFS 中央値は各々 75 か月、4 か月、OS 中央値は 147 か月、115 か月と有意に良好であった。多変量解析においても自家移植あり群はなし群と比較して PFS は有意に良好であり、OS は良好な傾向であった。ただし propensity score-weighted 解析では PFS は有意に良好であったが OS は改善が認められなかった。

次に自家移植実施時に高用量シタラビン療法を用いることで、治療効果が高まるか検討することを目的として、ランダム化比較第Ⅲ相試験が行われた[8]。18 〜 65 歳、Ⅱ〜Ⅳ期の未治療 MCL 患者を対象とし、導入化学療法は R-CHOP 療法（R ＋シクロホスファミド＋ドキソルビシン＋ビンクリスチン＋プレドニゾロン）6 コースを実施し、Dexa-BEAM 療法（デキサメタゾン＋カルムスチン＋エトポシド＋シタラビン＋メルファラン）で末梢血幹細胞採取後高用量シクロホスファミド＋全身照射による自家移植を行った「コントロール群」と、導入化学療法として R-CHOP 療法と R-DHAP 療法（R ＋シタラビン＋シスプラチン）を交互に 3 コースずつ行う交替療法を実施し、高用量シタラビン＋メ

ルファラン＋全身照射を前処置として自家移植を行った「シタラビン群」を比較した。497人が登録され、コントロール群に割り付けられた249人中234人、シタラビン群に割り付けられた248人中232人で解析された。観察期間中央値は6.1年での治療成功中央期間と5年治療成功割合は各々シタラビン群が各々9.1年、65％でコントロール群が各々3.9年、40％とシタラビン群が有意に良好であった。導入化学療法時のgrade 3以上有害事象はシタラビン群において血液毒性（貧血、血小板減少、発熱性好中球減少症）、grade 1-2の腎毒性がコントロール群に比較して多く認めた。治療関連死亡は両群とも8例（3.4％）であった。毒性プロファイルは異なるものの、若年者MCLに対する自家移植施行時には高用量シタラビン療法を加えた導入化学療法が標準療法である。本試験は長期 follow up 結果も報告され、観察期間中央値が10.6年においてコントロール群、シタラビン群の各々、治療成功期間中央値は3.9年、8.4年であり、10年治療成功期間は25％、41％、10年OSは55％、69％と、シタラビン群が良好な予後を維持していた[9]。シタラビンを加えた導入化学療法は多く存在し、いずれのレジメンが至適療法であるのかは不明である。わが国から20〜65歳、IIbulky-IV期の未治療MCL患者を対象として、R-High-CHOP（R＋シクロホスファミド＋ドキソルビシン＋ビンクリスチン＋プレドニゾロン）療法1コース、CHASER（シクロホスファミド＋Ara-C＋エトポシド＋R）療法3コースで奏効を得た患者に対してLEED（メルファラン＋エトポシド＋シクロホスファミド＋デキサメタゾン）療法による大量化学療法を実施した単群の第Ⅱ相試験（JCOG0406）が行われた[10]。45人が登録され、35人（78％）で大量化学療法が実施された。導入化学療法時点の奏効割合（overall response; ORR）、完全奏効（complete response; CR）割合は各々96％、82％。観察期間中央値は3.7年において、2年PFSは77％であった。Grade 3以上の有害事象はリンパ球減少（100％）、好中球減少（100％）、血小板減少（98％）であった。この試験も長期解析結果が報告されており、観察期間中央値6.0年において5年PFS、8年PFSは各々52％、17％で5年OS、8年OSは各々75％、69％であった[11]。二次がんとして急性骨髄性白血病1人を含む5人（11.1％）に認めた。良好な奏効割合を示すものの、持続して長期間の治療効果を保つことが得られないことが分かる。

ベンダムスチンを導入化学療法として用いたDana-Farber Cancer Institute（DFCI）による第Ⅱ相試験とWashington University in St. Louis（WUSTL）による第Ⅱ相試験、2014〜2018年の間にDFCIで行われたoff-trialとして行われた試験の統合解析結果が報告された[12]。DFCI試験は18〜69歳の初発MCLを対象として導入療法はRB（R＋ベンダムスチン）療法3コース後にRC（R＋ベンダムスチン）療法3コースで、WUSTL試験は18〜65歳の初発MCLを対象として導入療法はRB（R＋ベンダムスチン）療法（cycle1、3、5）とRC（R＋シタラビン）療法（cycle2、4、6）をsequentialに行った。大量化学療法はCBV（シクロホスファミド＋カルムスチン＋エトポシド）もしくはBEAM（カルムスチン＋エトポシド＋シクロホスファミド＋メルファラン）療法を用いた。DFCI試験は23人、WUSTL試験は18人が登録され、off-trialの47人の計88人で解析された。76人（84％）で大量化学療法が実施された。ORR、CR割合は各々97％、90％、観察期間中央値は33.0か月において、3年PFSと3年OSは各々83％、92％であった。Grade 3以上の有害事象はリンパ球減少（88％）、血小板減少（85％）、好中球減少（83％）、発熱性好中球減少（15％）であった。導入化学療法のレジメンとして高用量シタラビンを中心とした治療法の開発が進んできたが、ベンダムスチンを用いた導入化学療法の有効性も示された。いずれの導入化学療法レジメンがよいのか直接比較した臨床試験はなく、明確なエビデンスがないため、患者の状態を確認しながら個別にレジメンを選択することになる。

18〜65歳、病期Ⅱ〜Ⅳの未治療MCL患者においてR-DHAP療法4コース後奏効が得られた場合を対象に、R-BEAM療法による自家移植を実施し、奏効が得られた患者を対象にR維持療法（3年間）群と経過観察群とのランダム化比較第Ⅲ相試験（LyMa）が行われた[13]。その結果、299人が登録され、240人で解析された。観察期間中央値は50.2か月において、4年無イベント生存期間（event-free survival; EFS）はR維持療法群と経過観察群において各々79％、61％、4年PFSは83％、64％とR維持療法群が有意に良好であった。4年OSも各々89％、80％とR維持療法群が有意に良好であった。以上より若年者MCL患者において自家移植後に奏効が得られた場合、R維持療法を追加することが標準治療となった。自家移植後のR維持療法の投与期間は、第Ⅲ相試験の結果から正しくは3年間である。しかしながらわが国の保険診療上、2年間で終了する必要に留意する必要がある。

2 高齢者

CD20抗体製剤併用薬物療法が標準治療である。至適治療レジメンは定まっていないが、臨床試験の結果から

R-CHOP療法、VR-CAP療法、BR療法が用いられている。R-CHOP療法施行後に奏効が得られた場合はR維持療法を行う。

　欧州を中心とするグループ（the European Mantle Cell Lymphoma NetworkとオランダのHOVON）から、初発MCL、Ⅱ期以上、60歳以上、もしくは移植非適応患者を対象としてR-CHOP療法とR-FC療法（R＋フルダラビン＋シクロホスファミド）を比較した第Ⅲ相試験の結果が報告された[14]。この試験では続いて奏効が得られた患者には維持療法としてR投与とIFN-α投与も比較された。560人で解析され、R-CHOP療法群とR-FC療法群との比較でORRは各々78％、86％、CR割合は34％、40％であり、観察期間中央値36か月において4年OSは62％、47％とR-CHOP療法が良好な治療効果を示した。またR-CHOP療法群のみにおいて維持療法の比較ではR投与群とIFN-α投与群は4年OSが各々87％、63％とR維持療法群が有意に予後良好であった。以上よりR-CHOP療法＋R維持療法が標準治療レジメンの1つになった。この試験ではR投与は症状増悪まで行うことになっていたが、わが国では保険診療上、2年間で終了する必要がある。長期follow upの結果も報告され、R-CHOP療法及びR維持療法群が有意に良好な予後を保っていた[15]。初発MCL、Ⅱ期以上、60歳以上、もしくは移植非適応患者を対象としてR-CHOP療法とVR-CAP療法の比較した第Ⅲ相試験（LYM-3002）の結果が報告された[16]。R-CHOP療法とVR-CAP療法のCR割合は各々42％、53％で、観察期間中央値40か月においてPFS中央値は14.4か月、24.7か月、4年OSは54％、64％であった。OSでは差はないもののPFSで明らかにVR-CAP療法がR-CHOP療法よりも良好な治療効果が得られた。長期follow up結果も報告されており、観察期間中央値82か月でOS中央値が55.7か月と90.7か月、6年OSが42.0％と56.6％とOSにおいても明らかにVR-CAP療法が優れていた[17]。BR療法においてはドイツで行われた未治療低悪性度リンパ腫を対象としたBR療法（R＋ベンダムスチン）とR-CHOP療法を比較した第Ⅲ相試験（StiL）[18]と、米国で行われた同様の対象と試験治療で行われた第Ⅲ相試験であるBRIGHT試験[19]のサブグループ解析結果を根拠にしている。いずれもBR療法がR-CHOP療法と比較してPFSが有意に良好であった。VR-CAP療法、BR療法においてはR維持療法の有効性は示されていない。

　ブルトン型チロシンキナーゼ（Bruton's tyrosine kinase；BTK）阻害薬であるイブルチニブとBR療法を組み合わせた治療法が開発され、初発MCL、65歳以上、Ⅱ期以上、移植非適応患者を対象としてBR＋イブルチニブ療法とBR療法を比較した第Ⅲ相試験（SHINE）が行われた[20]。いずれも奏効が得られた場合はBR療法群ではR維持療法、BR＋イブルチニブ療法群ではRとイブルチニブによる維持療法を行うとされた。観察期間中央値84.7か月においてPFS中央値が80.6か月と52.9か月でありOSは同等であった。有害事象はBR＋イブルチニブ群とBR療法との比較において、Grade 3以上のイベントは各々81.5％、77.3％であった。ただし肺炎が各々33.6％、23.5％、心疾患・心房細動が13.9％、6.5％とBR＋イブルチニブ群で高頻度であった。BR＋イブルチニブ療法は造血器腫瘍診療ガイドライン（2023年版）には記載はされていないが、イブルチニブは初発MCLに対して2023年2月に適応承認追加されている。

再発、再燃、治療抵抗性

　さまざまな治療選択肢があり、いずれが優れているのかは明らかでない。イブルチニブ単剤[21]、ボルテゾミブ、BR療法、R-BAC療法（R＋ベンダムスチン、シタラビン）[22]、GDP療法（ゲムシタビン＋デキサメタゾン＋シスプラチン）などを前治療の内容と再発までの期間、病変の広がりなどをみながら選択される。同種移植については前向き臨床試験の報告がなく後方視的解析結果において、長期予後が得られる例もあり治療選択肢の一つである。ただし移植関連である非再発死亡が多く、注意が必要である。

おわりに

　MCLは一部の緩徐な経過をとるvariantを除いて予後不良な疾患である。予後不良性の原因を探索するため新規治療薬の開発が進んでおり、臨床試験が行われている。

（宮崎　香奈）

[文献]

1) Muto R, Miyoshi H, Sato K, et al.：Epidemiology and secular trends of malignant lymphoma in Japan：Analysis of 9426 cases according to the World Health Organization classification. Cancer Med 2018；7（11）：5843-5858.
2) 日本血液学会編：造血器悪性腫瘍診療ガイドライン2023年版. 金原出版, 東京, 2023.
3) Armitage JO and Weisenburger DD：New approach to classifying non-Hodgkin's lymphomas：clinical features of the major histologic subtypes. Non-Hodgkin's Lymphoma Classification Project. J Clin Oncol 1998；16：2780-2795.
4) Leitch HA, Gascoyne RD, Chhanabhai M, et al.：Limited-stage mantle-cell lymphoma. Ann Oncol 2003；14：1555-1561.
5) Gill BS, Vargo JA, Pai SS, et al.：Management trends and

6) Martin P, Chadburn A, Christos P, et al.: Outcome of deferred initial therapy in mantle-cell lymphoma. J Clin Oncol 2009; 27: 1209-1213.
 7) Gerson JN, Handorf E, Villa D, et al.: Survival outcomes of younger patients with mantle cell lymphoma treated in the rituximab era. J Clin Oncol 2019; 37: 471-480.
 8) Hermine O, Hoster E, Walewski J, et al.: Addition of high-dose cytarabine to immunochemotherapy before autologous stem-cell transplantation in patients aged 65 years or younger with mantle cell lymphoma (MCL Younger): a randomised, open-label, phase 3 trial of the European Mantle Cell Lymphoma Network. Lancet 2016; 388: 565-575.
 9) Hermine O, Jiang L, Walewski J, et al.: High-dose cytarabine and autologous stem-cell transplantation in mantle cell lymphoma: long-term follow-up of the randomized mantle cell lymphoma younger trial of the European Mantle Cell Lymphoma Network. J Clin Oncol 2023; 41: 479-484.
10) Ogura M, Yamamoto K, Morishima Y, et al.: R-High-CHOP/CHASER/LEED with autologous stem cell transplantation in newly diagnosed mantle cell lymphoma: JCOG0406 STUDY. Cancer Sci 2018; 109: 2830-2840.
11) Ogura M, Yamamoto K, Morishima Y, et al.: Long-term follow-up after R-High CHOP/CHASER/LEED with Auto-PBSCT in untreated mantle cell lymphoma-Final analysis of JCOG0406. Cancer Sci 2023; 114: 3461-3465.
12) Merryman RW. Edwin N, Redd R, et al.: Rituximab/bendamustine and rituximab/cytarabine induction therapy for transplant-eligible mantle cell lymphoma. Blood Adv 2020; 4: 858-867.
13) Le Gouill S, Thieblemont C, Oberic L, et al.: Rituximab afterautologous stem-cell transplantation in mantle-cell lymphoma. N Engl J Med 2017; 377: 1250-1260.
14) Kluin-Nelemans HC, Hoster E, Hermine O, et al.: Treatment of older patients with mantle-cell lymphoma. N Engl J Med 2012; 367: 520-531.
15) Kluin-Nelemans HC, Hoster E, Hermine O, et al.: Treatment of older patients with mantle cell lymphoma (MCL): long-term follow-up of the randomized european MCL elderly trial. J Clin Oncol 2020; 38: 248-256.
16) Rovak T, Huang H, Jin J, et al.: Bortezomib-based therapy for newly diagnosed mantle-cell lymphoma. N Engl J Med 2015; 372: 944-953.
17) Robak T, Jin J, Pylypenko H, et al.: Frontline bortezomib, rituximab, cyclophosphamide, doxorubicin, and prednisone (VR-CAP) versus rituximab, cyclophosphamide, doxorubicin, vincristine, and prednisone (R-CHOP) in transplantation-ineligible patients with newly diagnosed mantle cell lymphoma: final overall survival results of a randomised, open-label, phase 3 study. Lancet Oncol 2018; 19: 1449-1458.
18) Rummel MJ, Niederle N, Maschmeyer G, et al.: Bendamustine plus rituximab versus CHOP plus rituximab as first-line treatment for patients with indolent and mantle-cell lymphomas: an open-label, multicentre, randomised, phase 3 non-inferiority trial. Lancet 2013; 381: 1203-1210.
19) Flinn IW, van der Jagt R, Kahl BS, et al.: Randomized trial of bendamustine-rituximab or R-CHOP/R-CVP in first-line treatment of indolent NHL or MCL: the BRIGHT study. Blood 2014; 123: 2944-2952.
20) Wang ML, Jurczak W, Jerkeman M, et al.: Ibrutinib plus Bendamustine and Rituximab in untreated mantle-cell lymphoma. N Engl J Med 2022; 386: 2482-2494.
21) Wang ML, Rule S, Martin P, et al.: Targeting BTK with ibrutinib in relapsed or refractory mantle-cell lymphoma. N Engl J Med 2013; 369: 507-516.
22) Visco C, Finotto S, Zambello R, et al.: Combination of rituximab, bendamustine, and cytarabine for patients with mantle-cell non-Hodgkin lymphoma ineligible for intensive regimens or autologous transplantation. J Clin Oncol 2013; 31: 1442-1449.

5. 新規治療薬、治療開発動向

新規治療薬

執筆時点で米国 FDA で承認されている治療薬を中心に概説する。

❶ Bruton's tyrosine kinase（BTK）阻害薬

第 1 世代 BTK 阻害薬と呼ばれるイブルチニブに対し、アカラブルチニブはイブルチニブよりも BTK に対する選択性を高めており、第 2 世代 BTK 阻害薬と呼ばれる。作用機序はイブルチニブと同じであるが、他のキナーゼに対する off target 活性がより低い特長がある。再発難治 MCL を対象とした第Ⅱ相試験（ACE-LY-004）[1] の結果を受け、2018 年に米国 FDA で承認された。Zanubrutinib も第 2 世代 BTK 阻害薬であり、アカラブルチニブと同様の特徴を有する[2]。中国で開発され、2019 年に米国 FDA で再発 / 難治 MCL の治療薬として承認されている。

以上 3 つの BTK 阻害薬は共有結合型（cobalent）または不可逆的 BTK 阻害薬であるのに対し、ピルトブルチニブは非共有結合型（non-cobalent）または可逆的 BTK 阻害薬と呼ばれる。共有結合型 BTK 阻害薬の結合部位では BTK C481S（システイン→セリン）の耐性変異の獲得が知られている。ピルトブルチニブはこの変異を有する場合でも、BTK の活性部位に非共有結合し、BTK のキナーゼ活性を阻害することにより腫瘍増殖抑制作用を示すと考えられている。再発難治 B 細胞腫瘍に対する単剤の第Ⅰ/Ⅱ相試験（BRUIN）[3] における MCL 患者の奏効割合は 58 ％で、共有結合型 BTK 阻害薬で特徴的な出血および心房細動 / 粗動のうち重篤なものは稀で治療中止には至らなかった[4]。C481S 変異の有無にかかわらず奏効すると期待されることから、共有結合型 BTK 阻害薬との比較、さらにはより早い治療ライン、および他剤との併用療法の検討が進行中である。

❷ BCL2 阻害薬

BCL2 阻害薬ベネトクラクスは、成熟 B 細胞腫瘍のうち BCL2 を高発現している慢性リンパ性白血病と MCL に対して最も高い単剤活性を表す[5]。MCL に対し単剤で長期継続投与した場合、イブルチニブと同様に約 20 ％の CR 割合が確認されている[5]。第Ⅱ相試験、次いでプラセボ対象第Ⅲ相試験が実施され（SYMPATICO 試験）[6]、国内第Ⅱ相試験（M20-075 試験）でも高い奏効割合（83 ％）が確認されている[7]。

❸ キメラ抗原受容体遺伝子改変 T（CAR-T）細胞療法

MCL 患者で BTK 阻害薬の投与中ないしその後に病勢が進行した場合の予後は不良である。より長い奏効持続を目指し、MCL においても CAR-T 細胞療法の有効性が検討されている。Brexucabtagene autoleucel はびまん性大細胞型 B 細胞リンパ腫（diffuse large B-cell lymphoma; DLBCL）などに適応を有するアキシカブタゲン シロルユーセル（axicabtagene ciloleucel; Axi-Cel）と同様に、CD19 を標的とし CD3ζT 細胞活性化ドメインと CD28 シグナリングドメインを有する CAR-T 製剤である。末梢血中に異常細胞が多い患者では、CAR-T 細胞の製造の際、末梢血アフェレーシス材料に含まれる T 細胞が少ないことで製造失敗となる可能性がある。Brexucabtagene autoleucel（Brexu-cel）は、製造の際に循環 CD19 陽性腫瘍細胞を除去して行うことでこのリスクを低減した。早期検討の際に、CR に導入され打ち切り時点で 17 か月以上生存した MCL 患者 1 名が含まれており[8]、MCL を対象とした第Ⅱ相試験が実施された（ZUMA-2）。患者の 95 ％で投与量の製造に成功し、奏効割合 93 ％、CR 割合 67 ％で[9]、12 か月時点での無増悪生存割合は 61 ％、全生存割合は 83 ％であり、既知の CAR-T 細胞療法に関連する有害事象が同様に観察された[9,10]。Brexu-cel は米国 FDA では再発難治 MCL に対し最初に承認された CAR-T 細胞療法製剤となった。

その他の製剤のうち、リソカブタゲン マラルユーセルは TRANSCEND 001 試験において MCL 患者も対象に含められ検討されている。奏効割合 83 ％、CR 割合 72 ％であり[11]、2024 年に米国 FDA で BTK 阻害薬を含む 2 つ以上の治療のあと再発 / 治療抵抗性の MCL に対し適応拡大されている。

治療開発動向

1 共有結合型と非共有結合型 BTK 阻害薬の比較

共有結合型 BTK 阻害薬を含む既存治療と、それを非共有結合型 BTK 阻害薬に置換した治療を比較する研究が多く計画されている。

2 新規治療薬の組み合わせによる chemo-free regimen の開発

BTK 阻害薬、抗 CD20 抗体薬や二重特異性抗体薬、BCL2 阻害薬などの新しい組み合わせを検討する試みが多くある。

3 新規治療薬の早期試験

抗 ROR1 抗体薬 cirmtuzumab[12]、抗 ROR1 抗体薬物複合体 zilovertamab vedotin[13]、次世代 CAR-T 細胞療法製剤など、ほかの成熟 B 細胞腫瘍とともに多くの新規治療薬が早期検討段階にある。

おわりに

濾胞性リンパ腫と異なり、MCL では単独で奏効する分子標的薬が多く登場した。診断時年齢が高いことから、これらの適時投与による大量化学療法の回避は臨床現場では大きな関心の一つである。共通点の多い慢性リンパ性白血病で検討が進む微小残存病変の評価、分子マーカーによる治療層別化が MCL でも確立されていくことが望まれる。

（山口 素子）

[文献]

1) Wang M, Rule S, Zinzani PL, et al.：Acalabrutinib in relapsed or refractory mantle cell lymphoma（ACE-LY-004）：a single-arm, multicentre, phase 2 trial. Lancet 2018；**391**：659-667.
2) Song Y, Zhou K, Zou D, et al.：Treatment of patients with relapsed or refractory Mantle-cell lymphoma with zanubrutinib, a selective inhibitor of Bruton's Tyrosine Kinase. Clin Cancer Res 2020；**26**：4216-4224.
3) Mato AR, Shah NN, Jurczak W, et al.：Pirtobrutinib in relapsed or refractory B-cell malignancies（BRUIN）：a phase 1/2 study. The Lancet 2021；**397**：892-901.
4) Wang ML, Jurczak W, Zinzani PL, et al.：Pirtobrutinib in covalent Bruton tyrosine kinase inhibitor pretreated mantle-cell lymphoma. J Clin Oncol 2023；**41**：3988-3997.
5) Davids MS, Roberts AW, Seymour JF, et al.：Phase I first-in-human study of venetoclax in patients with relapsed or refractory Non-Hodgkin lymphoma. Journal of Clinical Oncology 2017；**35**：826-833.
6) Tam CS, Anderson MA, Pott C, et al.：Ibrutinib plus venetoclax for the treatment of mantle-cell lymphoma. N Engl J Med 2018；**378**：1211-1223.
7) Goto H, Ito S, Kizaki M, et al.：Phase 2 study of ibrutinib plus venetoclax in Japanese patients with relapsed/refractory mantle cell lymphoma. Int J Clin Oncol 2024；**29**：232-240.
8) Kochenderfer JN, Somerville RPT, Lu T, et al.：Lymphoma remissions caused by anti-CD19 chimeric antigen receptor T cells are associated with high serum interleukin-15 levels. J Clin Oncol 2017；**35**：1803-1813.
9) Wang M, Munoz J, Goy A, et al.：KTE-X19 CAR T-cell therapy in relapsed or efractory mantle-cell lymphoma. N Engl J Med 2020；**382**：1331-1342.
10) Wang M, Munoz J, Goy A, et al.：Three-year follow-up of KTE-X19 in patients with relapsed/refractory mantle ellc lymphoma, including high-risk subgroups, in the ZUMA-2 study. J Clin Oncol 2023；**41**：555-567.
11) Wang M, Siddiqi T, Gordon LI, et al.：Lisocabtagene maraleucel in relapsed/refractory mantle cell lymphoma：primary analysis of the mantle cell lymphoma cohort from TRANSCEND NHL 001, a phase I multicenter seamless design study. J Clin Oncol 2024；**42**：1146-1157.
12) Choi MY, Widhopf GF, 2nd, Ghia EM, et al.：Phase I trial：cirmtuzumab inhibits ROR1 signaling and stemness signatures in patients with chronic lymphocytic leukemia. Cell Stem Cell 2018；**22**：951-959.
13) Wang ML, Barrientos JC, Furman RR, et al.：Zilovertamab vedotin targeting of ROR1 as therapy for lymphoid cancers. NEJM Evidence 2022；**1**：EVIDoa2100001.

6. 病理

概要

　マントル細胞リンパ腫（MCL）の概要は、「序文に代えて」の表に挙げたように、多くの点で濾胞性リンパ腫（FL）と共通する。MCLにも、Pro-/Pre-B細胞の段階で発生したt(11;14)（あるいは亜型転座）をもつB細胞の一部が、リンパ節で腫瘍性増殖を開始してから従来のMCL（classic MCL；cMCL）に至るまでに、in situ マントル細胞腫瘍（isMCN）およびマントル帯リンパ腫という段階がある。さらにcMCLは、リンパ芽球様細胞あるいは多型細胞からなるアグレッシブリンパ腫にトランスフォームするポテンシャルをもつ。

　cMCLの腫瘍細胞は小型であるため、当初は他の小細胞型B細胞腫瘍（広義）とともに低悪性度B細胞リンパ腫とされた。しかし、予後データが蓄積するにつれ、トランスフォーメーションを起こしていなくても、他とは予後に差のあることが明らかとなり、低悪性度B細胞リンパ腫の範疇には含められなくなった（その結果、広義の小細胞型B細胞リンパ腫は、MCLおよび低悪性度B細胞リンパ腫からなるものと理解されている）。

　cMCLの発生臓器として、リンパ節のほか同じ二次免疫臓器である小腸および盲腸がよく知られる。cMCLの腸管病変として、回盲部に大型腫瘤が形成される場合と、多発性ポリープが形成される場合（胃腸管の多発性リンパ腫性ポリポーシス；MLP）とがあり、後者の病態は、症例によっては三次免疫臓器である胃および結腸にまたがる。

　MCLの診断に際しては、鑑別対象として非腫瘍性病変（マントル細胞過形成）、低悪性度B細胞リンパ腫、および高悪性度B細胞リンパ腫（トランスフォーム例との鑑別）が挙げられる。FLのようなgradingはなされない。

診断病理学

1 マントル細胞過形成

　マントル細胞過形成を示す代表的病型として、胚中心進展性異形成、Castleman病、などが知られるが、非特異的なものもある。FLのt(14;18)/*IGH::BCL2*再構成に基づくBcl2発現と同様、大部分のMCL細胞にはt(11;14)/*CCND1::IGH*再構成に基づくcyclin D1発現がみられるので、鑑別は比較的容易である。しかし、cyclin D1は組織球および内皮細胞（節外臓器の場合は上皮細胞）にも発現されるため、これらに富む場合には注意が必要である。このことは、リンパ濾胞胚中心過形成とFLとの鑑別に際して、濾胞ヘルパーT細胞に富むリンパ濾胞の場合Bcl2発現の判定に注意を要するのに似ている。また、稀ながらcyclin D1陰性のMCLもあるので、MCLを除外するにはSOX11陰性を確認するほうが確実である。

2 マントル細胞リンパ腫

　MCLは増殖パターンから、本来のマントル帯に限局（isMCN）、不明瞭な結節を形成しつつ広がるが反応性胚中心が残存（かつてのマントル帯リンパ腫であり、残存成分はnaked germinal centersと呼ばれた）、胚中心が明らかでない不明瞭な結節状増殖（FLとの形態学的鑑別が問題となる）（図1A）、およびびまん性増殖（かつての中間型リンパ球性リンパ腫）に分けることができ、原則としてこの順にトランスフォームすると考えられる。MCLは休止期小リンパ球よりやや大きい核をもつ小型細胞の均一な増殖からなり（図1B）、大型細胞の混在はほとんどみられない。リンパ腫背景にも特徴があり、その一つは貪食像のほとんどない組織球（pink cellsと呼ばれる）の散在（図1C）、もう一つは硝子化血管（図1D）である。

3 形態学的亜型とトランスフォーメーション

　cMCLには幾つかの細胞形態学的亜型があり、代表的なものは、芽球様細胞（図2）、多形細胞（図3）、淡明細胞、および小型細胞の4型である。このうち前2者は腫瘍の進展による高悪性度亜型とされるが、初回生検からこれらの形態をとる場合があり、MCLとの診断に至らない可能性がある。一方、後2者は診断学的には重要で、濾胞辺縁帯リンパ腫（MZL）および慢性リンパ球性白血病/小型リンパ球性リンパ腫（CLL/SLL）との鑑別が問題となるが、臨床的意義は明らかではない。低悪性度B細胞リンパ腫でみられるびまん性大細胞型B細胞リンパ腫（DLBCL）へのトランスフォーメーションは、MCLでも稀にみられる（大型細胞亜型）が、稀な理由は明らかではない。

第2章 マントル細胞リンパ腫

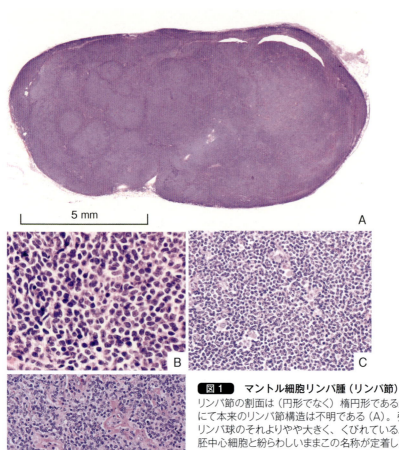

図1 マントル細胞リンパ腫（リンパ節）
リンパ節の割面は（円形でなく）楕円形であるが、腫瘍細胞の不明瞭な結節状増殖にて本来のリンパ節構造は不明である（A）。強拡大では増殖細胞核は休止期小型リンパ球のそれよりやや大きく、くびれている。そのため centrocyte と呼ばれ、胚中心細胞と紛らわしいままこの名称が定着した。他の小型 B 細胞腫瘍と異なり、大型細胞の混在はほとんどみられない（B）。ピンク細胞（増殖細胞間に核片貪食像のほとんどない組織球が散在）（C）は、このリンパ腫の可能性に気付く重要な所見と考えている。もうひとつの特徴として血管壁の硝子化がある（D）が、探さないと見つからないことが多い印象がある。

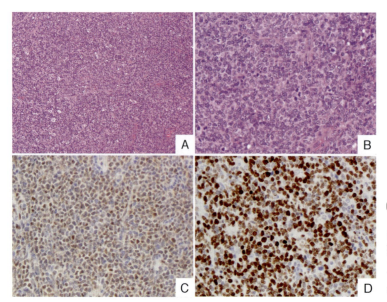

図2 マントル細胞リンパ腫 芽球様亜型
びまん性（非結節状）増殖がみられ（A）、芽球様細胞からなり核分裂像が目立つ（B）。増殖細胞は cyclin D1 陽性（C）で、Ki67 陽性率は 60～70％と概算される（D）。

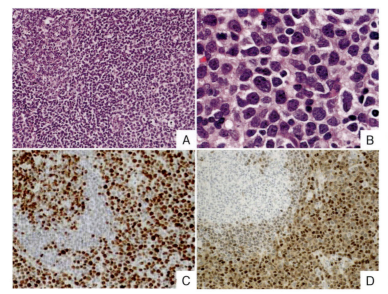

図3　マントル細胞リンパ腫 多形性亜型
左上および右下に大型細胞集簇がみられ（A）、右下部分の強拡大では構成細胞は多彩である（B）。どちらの大型細胞領域でもKi67陽性率が高い（C）が、cyclin D1は右下で強陽性、左上で陰性、境界部は弱陽性であり、この順に、MCL多型細胞亜型、残存する胚中心、通常のMCLと考えられる（D）。また、胚中心内に弱陽性細胞の小集簇があり、follicular colonizationと解釈される。

4 他のB細胞リンパ腫との鑑別

MCLの形態学的特徴は、「形態は症例により異なる場合があるが、細胞像は個々のリンパ腫組織内では均一」と大まかに表現でき、大型細胞がほとんどみられないという特徴はpink cellsの存在とともに、他の小細胞型B細胞リンパ腫との形態学的鑑別に有用な所見と考えられる。硝子化血管については、これを強調する成書もあるが、自身の経験ではpink cellsほども形態学的インパクトはなく、診断学的価値は前者に比べると劣るとの印象がある。形態学的亜型に沿った鑑別病型として、粘膜関連リンパ組織あるいはリンパ節のMZL（淡明細胞亜型）、CLL/SLL（小型細胞亜型）、リンパ芽球性リンパ腫（リンパ芽球様亜型）、未分化大細胞リンパ腫（多型細胞亜型）およびDLBCL（大型細胞亜型）が挙げられる。これらの鑑別には、従来からcyclin D1およびCLL/SLLにも陽性となるCD5が有用である。近年にはSOX11がMCL診断に有用なマーカーであることが示され、cyclin D1陰性MCL（図4）でも陽性である。これらに基づいたMCLの免疫表現型検索フローチャートを図5に示した。

マントル細胞リンパ腫に関連するいくつかの病型

MCLの特異な病型として、MLP、isMCN、および白血病性非リンパ節性MCL（nnMCL）があり、後2者は造血器・リンパ組織の腫瘍に関するWHO分類（改訂第4版）では亜項目に挙げられ、血液リンパ系'腫瘍・腫瘤'に関するWHO分類（第5版）では独立項目とされている。

1 MLP

「MCLの歴史」の項で述べたように、MLPの歴史は1835年にさかのぼる。しかし、このような病態をとるリンパ系腫瘍として、MCL以外にFL、MZL、成人T細胞白血病/リンパ腫などが知られている。

節外臓器のMCL診断は、特に病巣が小さい場合には形態学的には困難な場合が多いが、t(11;14)/*CCND1::IGH*に基づくcyclin D1発現を確認することで可能である（図6）。さらに同分子に対する単クローン性抗体が、マウス由来からウサギ由来に変更されたことで、診断精度は大幅に向上した（「1. 歴史的事項」を参照）。その結果、MLPの前段階とも解釈し得る変化を確認できることもある（図7）。

2 isMCN

*In situ*濾胞性リンパ腫（isFN）とは異なり、isMCNの診断は形態のみではほぼ不可能と思われ、診断例のほとんどはcyclin D1染色により偶然に発見されたものである（この染色標本を観察してからHE標本を見直しても、病巣はなかなか確認できない）。多段階発癌の観点からは、この病態はPCR増幅にて健常人末梢血中に検出される*CCND1::IGH*保有細胞の次の段階と解釈でき、isFNの場合と同様、isMCNからcMCLに進展する割合はかなり

第2章 マントル細胞リンパ腫

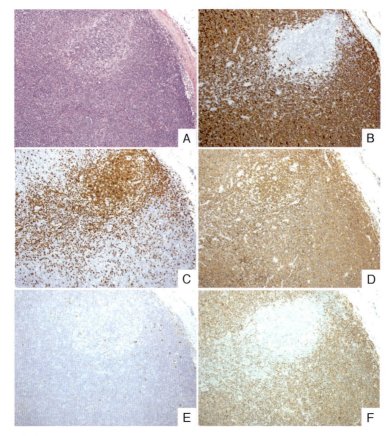

図4 マントル細胞リンパ腫（cyclin D1 陰性）
リンパ節は皮膚病性変化を示す病巣（中央上）を残して、不明瞭な結節状構造にて占められる（A）。増殖成分は CD20⁺（B）、cCD3⁻（C）、CD5⁺（D）、cyclinD1⁻（E）、および SOX11⁺（F）である。

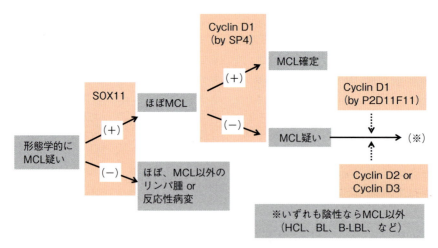

図5 マントル細胞リンパ腫診断のための免疫表現型検索フローチャート
SOX11 は、発現されるサイクリンの種類を問わず陽性になるので、分類ばかりでなく腫瘍か反応性かの鑑別に有用である。Cyclin D1 が発現されていても、クローン SP4 を抗体として用いると認識されない場合があり、陰性と判定する前に、クローン P2D11F11 にて検討しなければならない。

低い。

3 nnMCL

リンパ腫のなかで腫瘤を形成しない病型は幾つかあるが、nnMCLはその一つである。腫瘍細胞は骨髄、末梢血、および脾にみられ、リンパ節腫大を伴うことは稀である。診断のほとんどは、塗沫標本の検索およびフローサイトメトリーによる（組織病理学の関与は、骨髄穿刺クロットあるいは生検に限られる）。cMCLと異なる腫瘍細胞の性状として、SOX11陰性および*IGH*の体細胞変異完了が挙げられる。これはCLL/SLLの大部分の例がZAP70陽性および*IGH*の体細胞変異なし/軽度であるが、一部の例はその逆のパターンをとることに類似している。

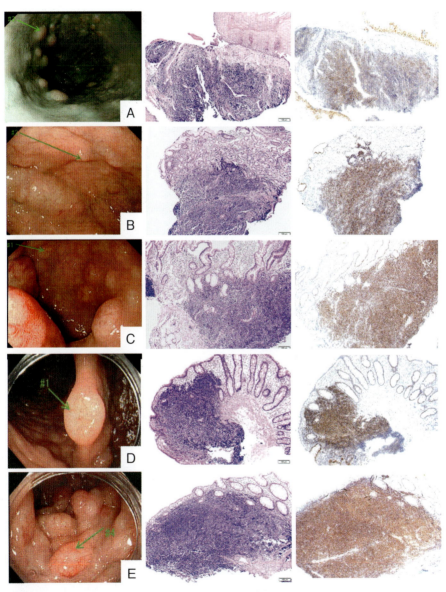

図6 Multiple lymphomatous polyposis of the gastrointestinal tract
食道（A）、胃（B）、十二指腸（C）、上行結腸（D）、およびS状結腸（E）の、内視鏡像（第一列）、HE染色（第二列）、およびcyclin D1染色（第三列）。本例では食道にも病変がみられる（矢印は生検部位）。

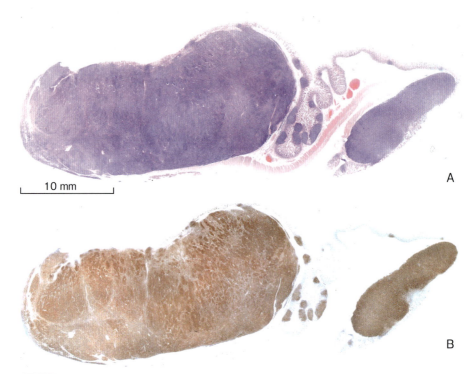

図7 回腸末端部のマントル細胞リンパ腫
腫瘤（左）、腸間膜リンパ節（右）、およびその間の粘膜固有層にみられる多数の微小結節（A）。いずれも cyclin D1 陽性であることから、微小結節は MLP の前段階とも解釈できる（B）。

ここにも注目　リンパ腫と 'in situ'

　がん腫で古くから知られる in situ という形容がリンパ腫で初めて用いられたのは、Sheibani（当時 City of Hope National Medical Center, CA, USA）による単球様B細胞リンパ腫（現在のリンパ節性 MZL に含まれる）であり、isFN がこれに次ぐ。In situ の本来の意味は、in the original or correct place (Oxford Advanced Learner's Dictionary, 7th Ed, 2005) であるが、医学的にはさらに、confined to the site of origin without invasion of neighboring tissues という意味がある (Dorland's Illustrated Medical Dictionary 28th Ed, 1994)。しかし、がん腫を形容するこの用語が、腫瘤形成はあっても非固形腫瘍と考えられているリンパ腫に通用するかどうか疑問である。

（中峯　寛和）

【文献】
「1. 歴史的事項」を参照

7. 分子生物学の概要

はじめに

マントル細胞リンパ腫 (mantle cell lymphoma; MCL) の大部分 (> 95 %) の症例では t (11;14) (q13;q32) 転座が認められ (**図1**)、転座によってサイクリン D1 の発現が亢進する[1]。サイクリン D1 はサイクリン依存キナーゼ 4/6 と結合し、網膜芽細胞腫蛋白とサイクリン依存キナーゼ阻害蛋白による抑制作用を解除することによって細胞周期の G0/G1 期から S 期への移行を促進する。サイクリン D1 はラットの線維芽細胞をトランスフォームし、E μ-CCND1 と E μ-MYC トランスジェニックマウスを交配させると B 細胞リンパ腫形成が促進される[2, 3]。t (11;14) (q13;q32) とサイクリン D1 の発現亢進は MCL 発症にかかわる最も基本的な分子基盤であると考えられている。

MCL の細胞起源

多くの MCL 症例の細胞起源は胚中心エントリー前のナイーブ B 細胞であるが、20 ～ 30 %の症例では胚中心を経たメモリー B 細胞に由来すると考えられている。両者は、*IGHV* 遺伝子の体細胞高頻度突然変異の有無によって区別される。実際には、胚細胞型配列との相同性が 98 %をこえれば変異なし (unmutated)、98 %以下であれば変異あり (mutated) に分類する (**図2**)[4]。*IGHV*-mutated 症例は、リンパ節腫大はわずかで、白血化・骨髄浸潤・脾腫を特徴とし、経過も緩徐である。一方、使用される *IGHV* 遺伝子にはバイアスがあり、unmutated 症例では *V4-34*, *V5-51*, *V3-21*, *V3-23* の頻度が高く、mutated 症例では *V4-34*, *V5-51*, *V1-8*, *V4-59* の頻度が高い[5]。*IGHV3-21* は高率に *IGLV3-19* を伴うので、腫瘍細胞が自己抗体による刺激を受けている可能性が指摘されている[6]。

t (11;14) (q13;q32) 転座、付加的ゲノム変異

t (11;14) (q13;q32) 転座の切断点は 1984 年に辻本

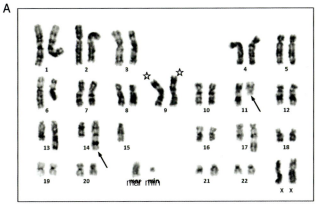
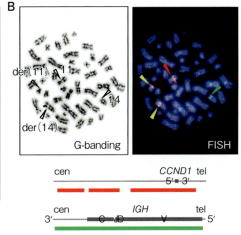

図1 MCL の染色体分析
A：G バンディング核型。t (11;14) (q13;q32) を矢印で示す。星印は 9 番染色体の短腕に 3 番染色体の長腕が転座した der (9) t (3;9) (q21;p22) 染色体を示す (3q26 を含む 3q21 → qter が 4 倍体になっている)。核型は、46,XX,der (1) t (1;15) (p22;q11) ,add (6) (q11) ,der (9) t (3;9) (q21;p22) × 2,t (11;14) (q13;q32) ,add (13) (q22) , − 15,add (17) (q25) ,add (21) (q22) , + mar,min。
B：*IGH/CCND1* dual fusion プローブを用いた FISH。11 番染色体が *CCND1* の red signal、14 番染色体が *IGH* の green signal、der (11) と der (14) 染色体が *IGH::CCND1* fusion を示す yellow signal でラベルされている。

(著者作成)

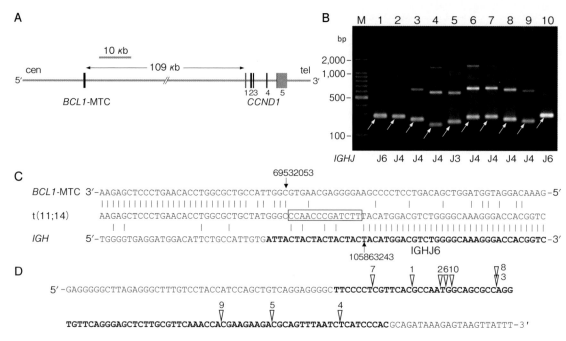

図2 t(11;14)(q13;q32)転座接合部の遺伝子構造

A：BCL1-MTCとCCND1の位置関係を示すマップ。cen, centromere; tel, telomere。
B：t(11;14)(q13;q32)/IGH::CCND1転座を示すPCR増幅産物のEtBrゲル電気泳動。Mはサイズマーカー、1から10はMCL症例の番号。BCL1-MTCプライマー（5'-GGATAAAGGCGAGGAGCATAA-3'）とIGHJコンセンサスプライマー（5'-CTTACCTGAGGAGACGGTGACC-3'）を用いた。下にそれぞれのIGHJセグメントを示す。矢印が目的のPCR増幅産物で、大きいサイズの産物は下流のIGHJセグメントとの増幅である。
C：症例1の転座接合部の塩基配列。□で囲った配列は接合部に挿入されたNセグメント、太字はIGHJ6の配列を示す。塩基番号はGRCh38に従った。
D：BCL1-MTC領域の塩基配列。矢頭は症例1–10の切断点を示す。太字はNadeuらによるBCL1-MTC領域（GRCh38: 69532039-69532128）[12]。

（著者作成）

によってクローニングされBCL1と名付けられたが[7]、のちにBCL1（major translocation cluster; MTC領域ともよばれる）より約109 kbテロメア側のCCND1（当初はparathyroid adenomatosis 1; PRAD1とよばれた）が転座の標的遺伝子であることが明らかになった（図3）[8,9]。転座の結果、BCL1/CCND1がIGHに近接し、IGHの発現調節を受けることによってCCND1遺伝子の転写レベルとサイクリンD1蛋白の発現レベルが上昇する。一方、頻度は低いが、IGK, IGL遺伝子とのバリアント転座、すなわちt(2;11)(p11;q13)/IGK::CCND1とt(11;22)(q13;q11)/IGL::CCND1も報告されている（図4）[10〜13]。t(11;14)(q13;q32)/IGH::CCND1がBCL1-MTCを含むCCND1の5'側（セントロメア側）の広い領域で生じるのに対して、バリアント転座ではCCND1の3'側（テロメア側）に切断点がある[10〜13]。まれにIGKとIGLのエンハンサー領域がCCND1の近傍に挿入されることもある[14]。これらの転座はFISHやPCRで検出することができるが（図1、3）、すべての切断点をカバーできるわけではない。

t(11;14)(q13;q32)転座のIGH側の切断点の多くはIGHJセグメントの5'側にあり、接合部にはNセグメントが挿入されているので（図3）[15]、転座はIGHのVDJ再構成のメカニズムによって生じると考えられている。しかし、一部の症例ではIGHのスイッチ領域やIGH再構成とは無関係の領域で生じることから、クラススイッチ・体細胞超変異のメカニズムが関わることもあるとされている[12]。従って、t(11;14)(q13;q32)/IGH::CCND1は、B細胞分化の初期段階だけでなく成熟段階でも生じるのかもしれない[1]。

染色体レベルの不均衡型変異はCGH（comparative genomic hybridization）で解析された。頻度の高い増加（gain）は3q26、7p21-22、8q24など、減少（loss）は1p21、6q21、6q23-24、9p21、11q22、13q14、13q33-34、17p13などの領域で、対応する責任遺伝子が明らかになっているものもある[16]。一方、pleomorphicまたはblastoidバリアントでは4倍体核型を示すことがある。

```
                                              Alignments

                                           <----------------------FR1-IMGT-------------------------><-----CDR1-IM
                                           E  V  Q  L  L  E  S  G  G  G  L  V  Q  P  G  G  S  L  R  L  S  C  T  A  S  G  F  T  F  N
V  99.0% (293/296)   Query_1    1          GAGGTGCAGCTGTTGGAGTCTGGGGGAGGCTTGGTACAGCCTGGGGGGTCCCTGAGACTCTCCTGTACAGCCTCTGGATTCACCTTTAAC  90
                     IGHV3-23*01  1                                                                                                90
                                           E  V  Q  L  L  E  S  G  G  G  L  V  Q  P  G  G  S  L  R  L  S  C  A  A  S  G  F  T  F  S
V  99.0% (293/296)   IGHV3-23D*01 1        ........................................................................G.........G.  90
V  98.6% (292/296)   IGHV3-23*04  1        ........................................................................G.........G.  90

                                           GT-----><--------------FR2-IMGT------------------><--------CDR2-IMGT-------><----
                                           S  Y  A  M  S  W  V  R  Q  A  P  G  K  G  L  E  W  V  S  A  I  S  G  S  G  G  S  T  Y  Y
V  99.0% (293/296)   Query_1    91         AGCTATGCCATGAGCTGGGTCCGCCAGGCTCCAGGGAAGGGGCTGGAGTGGGTCTCAGCTATTAGTGGTAGTGGTGGTAGCACATACTAC 180
                     IGHV3-23*01  91                                                                                               180
                                           S  Y  A  M  S  W  V  R  Q  A  P  G  K  G  L  E  W  V  S  A  I  S  G  S  G  G  S  T  Y  Y
V  99.0% (293/296)   IGHV3-23D*01 91       ..........................................................................................180
V  98.6% (292/296)   IGHV3-23*04  91       ..........................................................................................180

                                           <--------------------------FR3-IMGT-------------------------------------------->
                                           A  D  S  V  K  G  R  F  T  I  S  R  D  N  S  K  N  T  L  Y  L  Q  M  N  S  L  R  A  D  D
V  99.0% (293/296)   Query_1   181         GCAGACTCCGTGAAGGGCCGGTTCACCATCTCCAGAGACAATTCCAAGAACACGCTGTATCTGCAAATGAACAGCCTGAGAGCCGATGAC 270
                     IGHV3-23*01  181                                                                                     .G..      270
                                           A  D  S  V  K  G  R  F  T  I  S  R  D  N  S  K  N  T  L  Y  L  Q  M  N  S  L  R  A  E  D
V  99.0% (293/296)   IGHV3-23D*01 181      ....................................................................................... 270
V  98.6% (292/296)   IGHV3-23*04  181      .....................................................................G................. 270

                                           <----CDR3-IMGT-----><---------------FR4-IMGT---------------->
                                           T  A  V  Y  Y  C  A  K  E  V  F  D  W  L  T  P  M  D  Y  W  G  Q  G  T  L  V  T  V  S  S
V  99.0% (293/296)   Query_1   271         ACGGCCGTATATTACTGTGCGAAAGAGGTTTTTGACTGGTTAACCCCCATGGACTACTGGGGCCAGGGAACCCTGGTCACCGTCTCCTCA 360
                     IGHV3-23*01  271                                                                                           296
                                           T  A  V  Y  Y  C  A  K
V  99.0% (293/296)   IGHV3-23D*01 271      ----------------------------------------------------------------------------------------- 296
V  98.6% (292/296)   IGHV3-23*04  271      ----------------------------------------------------------------------------------------- 296
D  100.0% (13/13)    IGHD3-3*01   12       ----------------------------............----------------------------------------------   24
D  85.7%  (12/14)    IGHD3-3*01   11       ----------------------------..G..G..........----------------------------------------     24
D  85.7%  (12/14)    IGHD3-3*02   11       ----------------------------..G..G..........----------------------------------------     24
J  100.0% (40/40)    IGHJ4*02      9       -------------------------------------------.............................................  47
J  97.5%  (39/40)    IGHJ4*01      9       -------------------------------------------.............................A...............  47
J  100.0% (35/35)    IGHJ5*02     17       ------------------------------------------------..........................................  50

                     Query_1    361        G  361
J  100.0% (40/40)    IGHJ4*02     48       .   48
J  97.5%  (39/40)    IGHJ4*01     48       .   48
J  100.0% (35/35)    IGHJ5*02     51       .   51
```

図3 MCL 症例の *IGHV* 配列を解析した IgBLAST tool のスクリーンショット

本症例の *IGHV* は *IGHV3-23**01 胚細胞型配列と 99.0 %（293/296）の相同性を示すので、unmutated に分類される。CDR3 の長さはアミノ酸として 13 個である。

（著者作成）

CCND1 mRNA アイソフォーム

CCND1 遺伝子は 5 つのエクソンからなり、第 1 エクソンから第 5 エクソンを含む D1a アイソフォームと、第 5 エクソンを欠き、第 4 イントロンの配列を含む D1b アイソフォームの 2 種類の mRNA が転写されるが、D1a アイソフォームの 3′ 非翻訳領域（3′ UTR）には mRNA を不安定化するエレメントが含まれている。D1a アイソフォームは 294 個のアミノ酸、D1b アイソフォームは 274 個のアミノ酸からなるサイクリン D1 蛋白をコードし、両者は C 末端の配列が異なる。実験モデルでは、サイクリン D1b のトランスフォーム能力が高い。MCL の一部の症例では、欠失やポリアデニル化シグナルの変異によって 3′ UTR が短縮した mRNA が転写される[17]。このような短縮型 mRNA は完全長型 mRNA より安定で、半減期が長いため、サイクリン D1 の発現レベルが上昇し、より増殖が促進される。臨床的にも、短縮型 mRNA 陽性症例は悪性度が高く生存期間も短い[1,17]。

サイクリン D1 陰性 MCL

細胞形態や *SOX11* を含む遺伝子発現プロファイルが MCL に合致する症例のなかに、t（11;14）（q13;q32）陰性・サイクリン D1 陰性の症例がある。これらの症例ではサイクリン D2 またはサイクリン D3 の発現が認められる。サイクリン D2 陽性症例の半数以上では *CCND2* と免疫グロブリン遺伝子との転座、すなわち t（12;14）（p13;q32）/*IGH::CCND2*、t（2;12）（p12;p13）/*IGK::CCND2*、t（12;22）（p13;q11）/*IGL::CCND2* が認められる[1,18]。t（11;14）（q13;q32）と異なり、軽鎖遺伝子との転座の頻度が高い。転座が認められない症例でも、*IGK* や *IGL* のエンハンサー領域が *CCND2*、*CCND3* の近傍に挿入されていることがある[19]。サイクリン D2 とサイクリン D3 はサイクリン D1 と相同性が高いので、t（11;14）（q13;q32）・サイクリン D1 陽性症例と同様の病態をきたすと考えられる。まれに、*CCND1* の第 5 エクソンに変異や欠失が生じたり、短縮型 mRNA が選択的に転写されたりすると、サイクリン D1 の C 末端と反応する抗体を用いた免疫染色が偽陰性を示すことがある（**図4**）[11,20]。

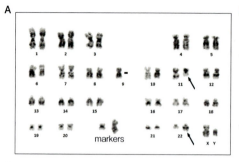
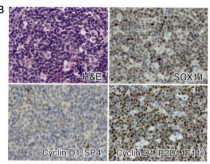

```
C                              69651255
                                  ↓
CCND1  5'-GAAGAGGAGGAGGAGGAGGTGGACCTGGCTTGCACACCCACCGACGTGGCGGGACGTGGACATCTGAGGGCGCCAGGCAGGCGGGCGCCA-3'
          E  E  E  E  E  E  V  D  L  A  C  T  P  T  D  V  R  D  V  D  I  *
          |  |  |  |  |  |  |  |  |  |  |  |  |  |                                
t(11;22)  GAAGAGGAGGAGGAGGAGGTGGACCTGGCTTGCACACCC CTACTTCGGGGCTAGTGCTTCA TCGGCGGAGGGACCAAGCTGACGGTCC
          E  E  E  E  E  E  V  D  L  A  C  T  P  L  L  R  G  *
          |  |  |  |  |  |  |  |  |  |  |  |  |                    |  |  |  |  |  |  |  |  |  |  |  |  |  |  |  |  |  |  |  |
IGL    5'-GCTGGGGCTAGGGGCATCCCAGGGAGGGTTTTGTATGAGCCTGTGTCACAGTG TTGGGTGTTCGGCGGAGGGACCAAGCTGACCGTCC-3'
                                                                ↑                    IGLJ3
                                                             22904995
```

図4 サイクリン D1 免疫染色偽陰性症例

A：G バンディング核型。バリアント転座 t (11;22)(q13;q11) を矢印で示す。核型は 47,XY,add (6) (q21), - 9,t (11;22)(q13;q11), + 2mar。

B：リンパ節生検の病理組織像。MCL の blastoid variant の形態を示す。SOX11 陽性で、サイクリン D1 の免疫染色は最も使用頻度の高い SP4 抗体陰性、P2D11F11 抗体陽性である。

C：t (11;22)(q13;q11)/IGL::CCND1 転座接合部の塩基配列。転座は CCND1 第 5 エクソンの蛋白コード領域と IGL の IGLJ3 で生じ、サイクリン D1 の C 末端 8 アミノ酸に相当する配列が無関係の配列に置換していた。SP4 抗体はサイクリン D1 の C 末端に反応する抗体であるため、偽陰性を示したと考えられる。Iaccarino らが報告した c.875A > G/p.D292P の位置を下線で示す[20]。□は接合部に挿入された N セグメント。塩基番号は GRCh38 に従った。

（著者作成）

おわりに

MCL は t (11;14)(q13;q32) とサイクリン D1 の発現亢進を共通の分子基盤としながら、細胞・病理形態、病態、治療経過は多様である。MCL では、細胞周期の調節だけでなく、アポトーシスの調節や DNA 損傷の応答経路（TP53、ATM 変異）にも異常がある[1]。これらの遺伝子変異にもとづいた分類が提唱され、予後との関連も指摘されている[21]。

ここにも注目　t (11;14) と MCL の関係

t (11;14)(q13;q32) は多様なリンパ系腫瘍に認められたが、MCL（当時は intermediate lymphocytic lymphoma；ILL とよばれた）との関連が指摘されたのは 1987 年である[22]。著者らは 12 例の ILL 症例のうち 5 例に 11q の異常を認め、3 例が t (11;14)(q13;q32) であったことを報告した。

（大野 仁嗣）

[文献]

1) Klapper W, Medeiros LJ, Ferry JA, et al.：Mantle cell lymphoma. The WHO Classification of Tumours Editorial Board. Haematolymphoid Tumours. 5th ed. Lyon: International Agency for Research on Cancer 2024：446-454.
2) Jiang W, Kahn SM, Zhou P, et al.：Overexpression of cyclin D1 in rat fibroblasts causes abnormalities in growth control, cell cycle progression and gene expression. Oncogene 1993；8：3447-3457.
3) Bodrug SE, Warner BJ, Bath ML, et al.：Cyclin D1 transgene impedes lymphocyte maturation and collaborates in lymphomagenesis with the myc gene. EMBO J 1994；13：2124-2130.
4) Kienle D, Kröber A, Katzenberger T, et al.：VH mutation status and VDJ rearrangement structure in mantle cell lymphoma：correlation with genomic aberrations, clinical characteristics, and outcome. Blood 2003；102：3003-3009.
5) Puente XS, Jares P, Campo E：Chronic lymphocytic leukemia and mantle cell lymphoma：crossroads of genetic and microenvironment interactions. Blood 2018；131：2283-2296.
6) Walsh SH, Thorsélius M, Johnson A, et al.：Mutated VH genes and preferential VH3-21 use define new subsets of mantle cell lymphoma. Blood 2003；101：4047-4054.
7) Tsujimoto Y, Yunis J, Onorato-Showe L, et al.：Molecular cloning of the chromosomal breakpoint of B-cell lymphomas and leukemias with the t (11;14) chromosome translocation. Science 1984；224：1403-1406.
8) Motokura T, Bloom T, Kim HG, et al.：A novel cyclin encoded

by a bcl1-linked candidate oncogene. Nature 1991 ; 350 : 512-515.
9) Seto M, Yamamoto K, Iida S, et al. : Gene rearrangement and overexpression of PRAD1 in lymphoid malignancy with t (11;14) (q13;q32) translocation. Oncogene 1992 ; 7 : 1401-1406.
10) Wlodarska I, Meeus P, Stul M, et al. : Variant t (2;11) (p11;q13) associated with the IgK-CCND1 rearrangement is a recurrent translocation in leukemic small-cell B-non-Hodgkin lymphoma. Leukemia 2004 ; 18 : 1705-1710.
11) Maekawa F, Kishimori C, Nakagawa M, et al. : Truncation of 3'CCND1 by t (11;22) leads to negative SP4 CCND1 immunohistochemistry in blastoid mantle cell lymphoma. Blood Adv 2021 ; 5 : 61-65.
12) Nadeu F, Martin-Garcia D, Clot G, et al. : Genomic and epigenomic insights into the origin, pathogenesis, and clinical behavior of mantle cell lymphoma subtypes. Blood 2020 ; 136 : 1419-1432.
13) Komatsu H, Iida S, Yamamoto K, et al. : A variant chromosome translocation at 11q13 identifying PRAD1/cyclin D1 as the BCL-1 gene. Blood 1994 ; 84 : 1226-1231.
14) Fuster C, Martín-Garcia D, Balagué O, et al. : Cryptic insertions of the immunoglobulin light chain enhancer region near CCND1 in t (11;14)-negative mantle cell lymphoma. Haematologica 2020 ; 105 : e408-e411.
15) Segal GH, Masih AS, Fox AC, et al. : CD5-expressing B-cell non-Hodgkin's lymphomas with bcl-1 gene rearrangement have a relatively homogeneous immunophenotype and are associated with an overall poor prognosis. Blood 1995 ; 85 : 1570-1579.
16) Rubio-Moscardo F, Climent J, Siebert R, et al. : Mantle-cell lymphoma genotypes identified with CGH to BAC microarrays define a leukemic subgroup of disease and predict patient outcome. Blood 2005 ; 105 : 4445-4454.
17) Wiestner A, Tehrani M, Chiorazzi M, et al. : Point mutations and genomic deletions in CCND1 create stable truncated cyclin D1 mRNAs that are associated with increased proliferation rate and shorter survival. Blood 2007 ; 109 : 4599-4606.
18) Salaverria I, Royo C, Carvajal-Cuenca A, et al. : CCND2 rearrangements are the most frequent genetic events in cyclin D1 (-) mantle cell lymphoma. Blood 2013 ; 121 : 1394-1402.
19) Martín-Garcia D, Navarro A, Valdés-Mas R, et al. : CCND2 and CCND3 hijack immunoglobulin light-chain enhancers in cyclin D1 (-) mantle cell lymphoma. Blood 2019 ; 133 : 940-951.
20) Iaccarino I, Afify L, Aukema SM, et al. : t(11;14)-positive mantle cell lymphomas lacking cyclin D1 (CCND1) immunostaining because of a CCND1 mutation or exclusive expression of the CCND1b isoform. Haematologica 2018 ; 103 : e432-e435.
21) Yi S, Yan Y, Jin M, et al. : Genomic and transcriptomic profiling reveals distinct molecular subsets associated with outcomes in mantle cell lymphoma. J Clin Invest 2022 ; 132 : e153283.
22) Weisenburger DD, Sanger WG, Armitage JO, et al. : Intermediate lymphocytic lymphoma: immunophenotypic and cytogenetic findings. Blood 1987 ; 69 : 1617-1621.

8. 分子生物学最先端

はじめに

　分子生物学概要で詳細に述べられているように、マントル細胞リンパ腫（mantle cell lymphoma; MCL）でのファーストヒットはt（11;14）(q13;q32) 転座であり、転座によってサイクリン D1 の発現が亢進し細胞周期のG0/G1期からS期への移行を促進されることが発症の基本的な分子基盤である。70～80％のMCL症例が示す *IGHV* 遺伝子体細胞高頻度突然変異（somatic hypermutation; SHM）unmutated タイプの細胞起源は胚中心エントリー前のナイーブB細胞以前であると考えられている。残りの20～30％のMCL症例は *IGHV* 遺伝子SHM mutatedタイプであり、胚中心を経たメモリーB細胞に由来するタイプで、比較的予後良好であり経過も緩徐である[1]。

　本稿では、mutatedタイプに比較してアグレッシブで未だ予後不良なunmutatedタイプのMCLを中心に分子メカニズムについて述べる。

unmutated タイプの分化

　染色体転座は様々な生物現象のエラーで起こりうるが、t（11;14）については、B細胞やT細胞で起こる抗原可変部位における *VDJ* 組替えのエラーに起因すると推測されpreB細胞に起こるとされるが、証明には至っていない。Unmutatedタイプにおいては、体細胞突然変異が認められないクローンであることは確かであるので、ナイーブB細胞以前にt（11;14）が生じていることは明らかである。よって、t（11;14）が起こったナイーブB細胞は、細胞周期が亢進した状態で本来胚中心に入るべきところ、SOX11が関与すると推測されている制御により胚中心周辺に存在するマントル層にとどまる。マントル層においても次項でのべるactivation-induced cytidine deaminase（AID）が発現する。節性、節外性共にゲノム不安定性が高く、クローン進化が高度に起こる（**図1**）[2]。

SHMとクラススウィッチ組替えとAID

　胚中心では、抗原への親和性を増すために *IGHV* 遺伝子のゲノム領域に大量の変異を生成するSHMや、抗体として分泌される際に安定性や、免疫誘導の効率化のためにクラススウィッチ組替え（class switch recombination; CSR）が生理的に起こる。SHMでは数百塩基に1つという、高頻度で変異が挿入され、CSRにおいては、コンスタント領域が、IgMからIgG、IgA、IgEへと変化するために、ゲノムが、数千塩基領域に渡って切り取られる（**図2**）。このような劇的なゲノム改変は厳密に制御される必要があり、そのエラーが癌発生に甚大な影響を及ぼすことは想像できる。

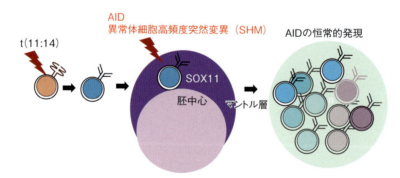

図1 Unmutated MCL の発生機構
ファーストヒットであるt（11;14）がナイーブB細胞以前に起こり細胞周期に制御異常が起こり、成熟B細胞に分化しナイーブB細胞となる。本来胚中心に入るべきところ、SOX11が関与すると推測される制御によりマントル層にとどまり、AIDの暴露が恒常的になる。それゆえゲノム不安定性が高度となり、クローン進化が高度に起こる。
（文献11をもとに作成）

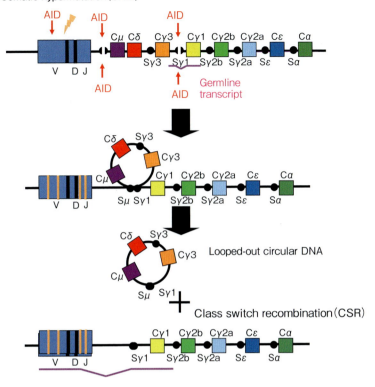

図2 AIDは体細胞高頻度突然変異（SHM）とクラススウィッチ組み換え（CSR）の責任遺伝子

獲得免疫では抗原への親和性を高めるためにイムノグロブリンの抗原結合部位であるVDJ領域にランダムで高頻度の変異が生理的に入るSHMが起こる。一方、抗体の安定性や他の免疫細胞への結合を増すためにイムノグロブリンの末端がIgMからIgG、IgA、IgEを変化する現象であるCSRが起こる。この劇的なゲノム改変の責任遺伝子がAIDである。

このSHMやCSRが同じ遺伝子「AID」によって引き起こされることが2000年、本庶らによって明らかにされた[3, 4]。既に、リンパ腫における古典的な染色体転座はIGH::MYCのIGH側の転座部位はIgMからIgGのCSRで切断を受ける箇所とオーバーラップすることは知られており[5]、更にAIDの発見と同時期にdiffuse large B cell lymphoma（DLBCL）においては、MYCやPAX5に、IGHV遺伝子と同様の傾向を示す変異が大量に認められることが報告され[6]、SHMやCSRの脱制御がリンパ腫発症において重要な役割をすることが示唆されていた。実際、IL-6刺激によってigh-cmyc染色体転座を有するリンパ腫が生じるモデルにおいて、AIDを欠損すると、染色体転座が検出できなくなりリンパ腫形成が顕著に抑制された[7]。更に筆者は染色体転座を模したコンストラクトを有するEmu-cmyc Tgを用いて、AIDによるSHMが成熟B細胞発症に必須であることを明らかにした[8]。よって、胚中心において、B細胞がAIDによって受ける二つのゲノム改変のエラーが成熟Bリンパ腫発症に極めて重要な役割を有することが実験的に明らかにされた。

AIDが引き起こすSHMの特徴はDGYW/WRCH（D = A/G/T, Y = C/T, W = A/T, R = A/G, and H = T/C/A）という塩基配列のG/CがA/Tに変異しやすく、その変異量やCSRの頻度は、AIDの発現量と、標的遺伝子の転写量、そして細胞周期が亢進量に比例することが報告されている[9, 10]。

AIDとMCL

これらを踏まえてMCLのバイオロジーを再度眺めると、この腫瘍の性質が一部AIDによるゲノム改変によって決定されたことが示唆される。

MCLでは胚中心エントリー前のナイーブB細胞以前に

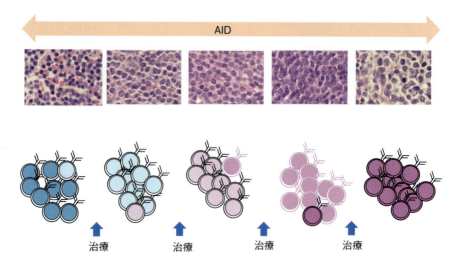

図3 Unmutated MCL のゲノム不安定性に AID が関わりクローン進化を引き起こす
Unmutated MCL では AID が恒常的に発現しており、細胞周期亢進条件下、常にゲノム改変が起こっている。治療、再発を繰り返し、悪化する unmutated MCL の病態の一端を担うと考えられる。

染色体転座が起こり、サイクリン D1 の活性化による細胞周期の恒常的な亢進が引き起こされる。次に、胚中心およびその周辺マントル層に入り AID の発現が引き起こされる。正常 B 細胞は胚中心に入り AID の制御を受ける時間が限定され、胚中心を出て末梢血に入ると AID もシャットオフされる。しかし unmuted MCL では SOX11 が関与すると言われるマントル層に入り、恒常的に AID が発現しそのゲノム改変を受け続ける[11]。細胞周期の亢進によって、転写が増加する遺伝子においては、転写の増加、細胞周期の亢進という二つの SHM 増加因子が加わるため、その遺伝子に DGYW/WRCH モチーフ量が多いなどの特徴があると、本来イムノグロブリンに限局すべき AID による SHM が引き起こされる。MYC の第一エクソン、第一イントロンには大量の異常な SHM が認められることが知られている[6]。

CSR の脱制御によるゲノム切断も引き起こされるため、unmutated MCL の特徴であるゲノムの不安定性に AID が多大に寄与すると考えられている[2,12]。

以上から、unmutated MCL におけるゲノムの不安定によるクローン進化は、他のリンパ腫に比較すると迅速と考えられ、治療しても耐性クローンによって再発し、それらが繰り返されることによって、悪化していくと考えられる（図3）。

新薬への期待

上記を踏まえ、MCL における新薬への期待を私見で恐縮だが述べる。

1 BTK 阻害剤

従来の化学療法に比較して、優れた治療効果は既に明白であるが、腫瘍生存シグナルである chronic active BCR シグナルの阻害によって腫瘍生存を抑制するオリジナルの作用に加え[13]、腫瘍の増殖の場であるリンパ節からリンパ腫細胞を血管内へ"追い出し"、一過性に血管内でリンパ腫細胞が増加する現象が認められる[14]。この現象は chronic lymphocytic leukemia（CLL）においては、予後良好因子として報告され、腫瘍微小環境からの離脱を誘導することの治療効果が証明されつつある[15]。さらに、unmutated CLL 患者検体においては、BTK 阻害剤によって AID の発現が抑制されることが報告されており[16]、BTK 阻害剤によって予後不良の unmutated CLL が予後良好 mutated CLL の予後がほぼ同等になってきている[17]。以上から、SHM が入りやすい条件下で AID に恒常的に暴露される unmutated MCL においては、BTK 阻害剤は、3 つの機能において効果を発揮することが予想され、予後改善に寄与していることが予想される。

2 BTK 阻害剤と CDK 阻害剤の併用

CDK 阻害剤はサイクリン D1 による細胞周期脱制御を阻害する効果を持つが、単剤での効果は劇的には認められなかった[18]。しかし、BTK 阻害剤との併用によって、有望な治療効果も明らかになりつつあり（https://ashpublications.

org/ashclinicalnews/news/4357/Ibrutinib-and-Palbociclib-A-New-Combination-for)、細胞周期の脱制御を抑制することによって、AIDによる異常なSHMやCSRの生成を減少させ、リンパ腫細胞のクローン進化を抑制し、BTK阻害剤に対する耐性を減少させる機能が推測される。

おわりに

MCLは、病理像も臨床像も多種多様であるが、一部の原因は上記のようなAIDによるゲノム不安定性が関与すると考えられている。AIDを抑制しても既に生成されているクローンを制御することは不可能であることから、できてしまったクローンを制御する薬剤（bcl-2阻害剤など）とBTK阻害剤の併用が、クローン進化が影響する長期観察において有効性を示すことが期待される。

ここにも注目　E boxを持つ遺伝子

AIDが引き起こす異常なSHMについては、2000年にDLBCLに存在することがDalla Favera のグループから報告されたが[6]、それが実際にリンパ腫発生に寄与するのか、どの変異遺伝子がAIDによって引き起こされるのか？　との議論は長く続いた。筆者は次世代シークエンサーが普及する以前の2006年に、わずか6種類遺伝子変異解析の結果から帰納法的にPromoter/Enhancer領域にE-boxというヘリックス-ループ-ヘリックス（bHLH）タイプの転写因子が結合する配列を持つ遺伝子に変異が入りやすいとの仮説を提唱し、実際にT細胞でAIDを発現させた場合に、Promoter/Enhancer領域にE-boxをもつCD4やCD5にSHMが蓄積することを見出した[19]。現在は次世代シークエンサーによって多くの遺伝子に変異が報告されているが、Promoter/Enhancer領域にE-boxを持つ遺伝子がどのくらいあるのか？　気になるところであるが、B細胞腫瘍で重要だと言われている、CD79A, CD79B, PAX5, VpreB, Bcl6などにはPromoter/Enhancer領域にE-boxが存在する。

（幸谷 愛）

[文献]
1) Kienle D, Kröber A, Katzenberger T, et al.: VH mutation status and VDJ rearrangement structure in mantle cell lymphoma: correlation with genomic aberrations, clinical characteristics, and outcome. Blood 2003; 102 (8): 3003-3009.
2) Clot G, Jares P, Giné E, et al.: A gene signature that distinguishes conventional and leukemic nonnodal mantle cell lymphoma helps predict outcome. Blood 2018; 132 (4): 413-422.
3) Honjo T, Muramatsu M, Fagarasan S: AID: how does it aid antibody diversity? Immunity 2004; 20 (6): 659-668.
4) Muramatsu M, Kinoshita K, Fagarasan S, et al.: Class switch recombination and hypermutation require activation-induced cytidine deaminase (AID), a potential RNA editing enzyme. Cell 2000; 102 (5): 553-563.
5) Okazaki IM, Kotani A, Honjo T: Role of AID in tumorigenesis. Adv Immunol 2007; 94: 245-273.
6) Pasqualucci L, Neumeister P, Goossens T, et al.: Hypermutation of multiple proto-oncogenes in B-cell diffuse large-cell lymphomas. Nature 2001; 412 (6844): 341-346.
7) Ramiro AR, Jankovic M, Eisenreich T, et al.: AID is required for c-myc/IgH chromosome translocations in vivo. Cell 2004; 118 (4): 431-438.
8) Kotani A, Kakazu N, Tsuruyama T, et al.: Activation-induced cytidine deaminase (AID) promotes B cell lymphomagenesis in Emu-cmyc transgenic mice. Proc Natl Acad Sci U S A 2007; 104 (5): 1616-1620.
9) Rogozin IB, Pavlov YI: The cytidine deaminase AID exhibits similar functional properties in yeast and mammals. Mol Immunol 2006; 43 (9): 1481-1484.
10) Okazaki I, Yoshikawa K, Kinoshita K, et al.: Activation-induced cytidine deaminase links class switch recombination and somatic hypermutation. Ann N Y Acad Sci 2003; 987: 1-8.
11) Xochelli A, Sutton LA, Agathangelidis A, et al.: Molecular evidence for antigen drive in the natural history of mantle cell lymphoma. Am J Pathol 2015; 185 (6): 1740-1748.
12) Babbage G, Garand R, Robillard N, et al.: Mantle cell lymphoma with t (11;14) and unmutated or mutated VH genes expresses AID and undergoes isotype switch events. Blood 2004; 103 (7): 2795-2798.
13) Burger JA, Wiestner A: Targeting B cell receptor signalling in cancer: preclinical and clinical advances. Nat Rev Cancer 2018; 18 (3): 148-167.
14) Wang ML, Rule S, Martin P, et al.: Targeting BTK with ibrutinib in relapsed or refractory mantle-cell lymphoma. N Engl J Med 2013; 369 (6): 507-516.
15) Byrd JC, Furman RR, Coutre SE, et al.: Ibrutinib Treatment for First-Line and Relapsed/Refractory Chronic Lymphocytic Leukemia: Final Analysis of the Pivotal Phase Ib/II PCYC-1102 Study. Clin Cancer Res 2020; 26 (15): 3918-3927.
16) Morande PE, Sivina M, Uriepero A, et al.: Ibrutinib therapy downregulates AID enzyme and proliferative fractions in chronic lymphocytic leukemia. Blood 2019; 133 (19): 2056-2068.
17) Barr PM, Owen C, Robak T, et al.: Up to 8-year follow-up from RESONATE-2: first-line ibrutinib treatment for patients with chronic lymphocytic leukemia. Blood Adv 2022; 6 (11): 3440-3450.
18) Malarikova D, Jorda R, Kupcova K, et al.: Cyclin dependent kinase 4/6 inhibitor palbociclib synergizes with BCL2 inhibitor venetoclax in experimental models of mantle cell lymphoma without RB1 deletion. Exp Hematol Oncol 2024; 13 (1): 34.
19) Kotani A, Okazaki IM, Muramatsu M, et al.: A target selection of somatic hypermutations is regulated similarly between T and B cells upon activation-induced cytidine deaminase expression. Proc Natl Acad Sci U S A 2005; 102 (12): 4506-4511.

濾胞性リンパ腫とマントル細胞リンパ腫
－リンパ球系腫瘍の基本と展開－　　　　定価 4,070 円（本体 3,700 円＋税）

2025年4月20日　初版発行

編　著	中峯 寛和・大野 仁嗣
発 行 者	河田　昭公
発 行 所	合同会社 クリニコ出版

〒 101-0051 東京都千代田区神田神保町 2 丁目 14 番地 朝日神保町プラザ
Ｔｅｌ： 03-5357-1133
Ｆａｘ： 03-5357-1155
https://www.clinica-pub.com/
印　　刷　シナノ書籍印刷株式会社
制　　作　鈴木　敏行
ISBN978-4-910396-47-7 C3047 ¥3700E

本書の一部あるいは全部について、著作権者からの許諾を得ずに、無断で複製、翻案、公衆送信等することは禁じられています。